LES TUBERCULES

DES

PÉDONCULES CÉRÉBRAUX

PAR

Le Dr Georges-Édouard RAVIART

ANCIEN INTERNE DES HOPITAUX DE LILLE
INTERNE A L'ASILE DES ALIÉNÉS DE BAILLEUL
PRÉPARATEUR CHARGÉ DES TRAVAUX PRATIQUES D'ANATOMIE PATHOLOGIQUE A L'UNIVERSITÉ DE LILLE
LAURÉAT (TER) DE LA FACULTÉ (QUATRIÈME ANNÉE)
PRIX CAZENEUVE (MÉDECINE) 1899
PRIX DE LA SOCIÉTÉ DES AMIS DE L'UNIVERSITÉ 1899

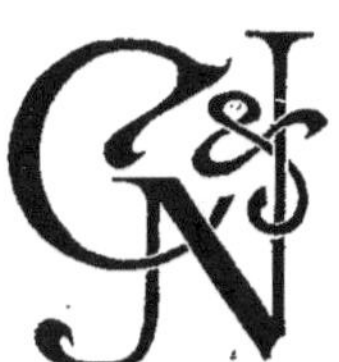

PARIS

GEORGES CARRÉ ET C. NAUD, ÉDITEURS
3, RUE RACINE, 3

1900

LES TUBERCULES

DES

PÉDONCULES CÉRÉBRAUX

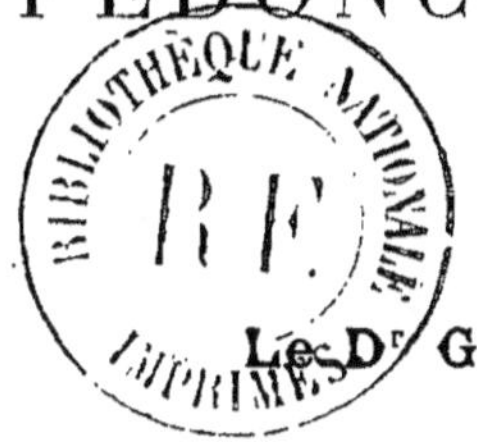

PAR

Le Dr Georges-Édouard RAVIART

ANCIEN INTERNE DES HOPITAUX DE LILLE
INTERNE A L'ASILE DES ALIÉNÉS DE BAILLEUL
PRÉPARATEUR CHARGÉ DES TRAVAUX PRATIQUES D'ANATOMIE PATHOLOGIQUE A L'UNIVERSITÉ DE LILLE
LAURÉAT (TER) DE LA FACULTÉ (QUATRIÈME ANNÉE)
PRIX CAZENEUVE (MÉDECINE) 1899
PRIX DE LA SOCIÉTÉ BES AMIS DE L'UNIVERSITÉ 1899

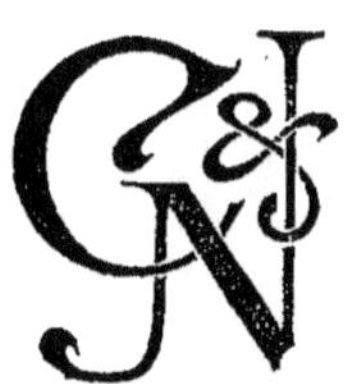

PARIS

GEORGES CARRÉ ET C. NAUD, ÉDITEURS

3, RUE RACINE, 3

—

1900

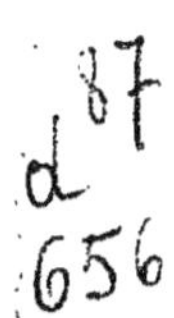

A MES CHERS PARENTS

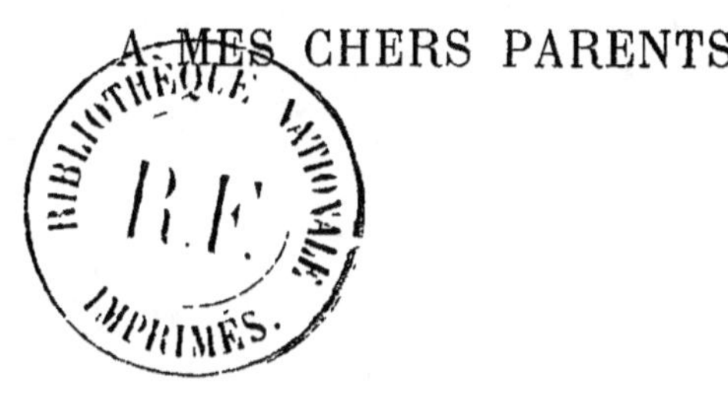

A MA FIANCÉE

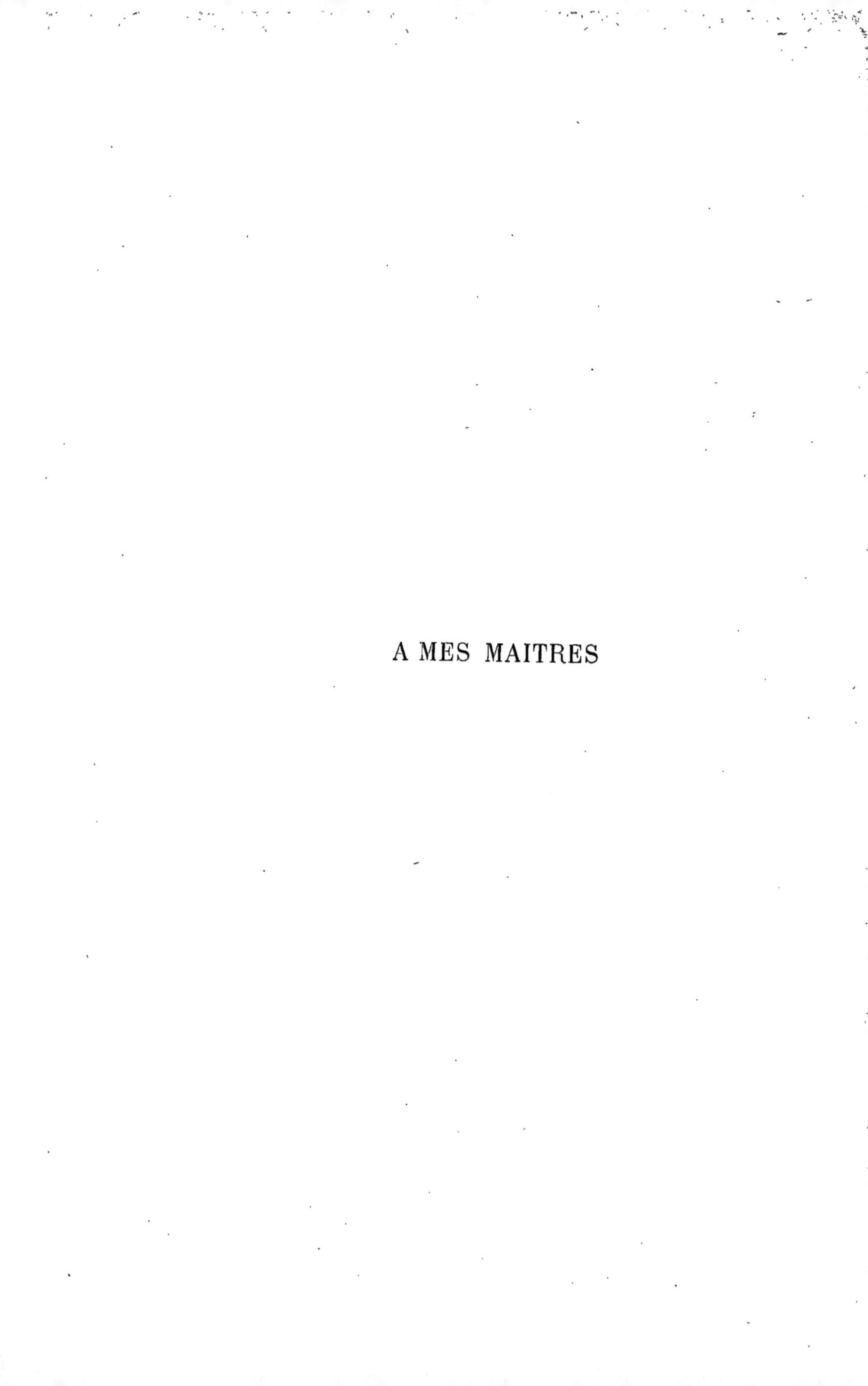

A MES MAITRES

INTRODUCTION

Au cours de l'année 1899, une fillette de sept ans mourut dans le service de M. le P^r agrégé Ausset à l'hôpital Saint-Sauveur, de Lille, après avoir présenté différents symptômes que le distingué clinicien rapporta à une tumeur du pédoncule cérébral.

Autorisé à pratiquer l'autopsie, ce sont les résultats de nos recherches anatomo-pathologiques que nous publions aujourd'hui. Nous avons en outre recherché dans la littérature médicale les autres cas de tubercules des pédoncules cérébraux. Nous y avons joint notre observation et avons alors tenté de faire une étude aussi complète que possible de ce point de la pathologie du système nerveux.

Nous tenons à remercier ici M. le P^r agrégé AUSSET d'avoir bien voulu nous confier ces pièces si intéressantes.

Avant d'aborder l'exposé de nos recherches, nous présenterons à nos maîtres l'hommage de notre reconnaissance.

C'est d'abord à notre cher maître et ami M. le Pr COMBEMALE que nous dirons toute notre affectueuse gratitude pour l'appui incessant qu'il nous a prêté.

Externe dans son service, c'est à ses côtés que nous avons acquis nos premières notions de clinique médicale, et, devenu plus tard interne, c'est auprès de lui que nous avons voulu terminer nos études.

M. le Pr CURTIS sait combien nous lui sommes attaché. Il a bien voulu, il y a deux ans, nous ouvrir son laboratoire, et le travail assidu que nous avons fourni vaut plus pour lui que les remerciements que nous pourrions lui prodiguer ici.

Nous lui dédions ce travail et le remercions de l'honneur qu'il nous fait en acceptant d'être notre président de thèse.

Au cours de notre année d'internat à l'hospice général, nous avons eu pour maître M. le Pr WERTHEIMER. L'éminent physiologiste voudra bien agréer l'hommage de notre reconnaissance pour les savants conseils qu'il nous a prodigués.

M. le Pr CHARMEIL, auprès duquel nous avons passé notre seconde année d'internat, nous a toujours séduit par son enseignement si brillant, par le charme de son commerce si spirituel. Nous sommes fier d'une sympathie qu'il veut bien nous conserver.

M. le Pr de LAPERSONNE a bien voulu, à différentes reprises, nous prêter son appui et nous aider de ses conseils ; nous remercions le savant professeur qui nous a instruit, et le doyen à l'accueil toujours si bienveillant.

M. le Pr LAGUESSE nous a maintes fois autorisé à mettre sa haute science à contribution, nous l'en remercions bien sincèrement.

Durant notre séjour à l'Hospice général, M. le Pr BARROIS a été pour nous un administrateur aimable, nous lui en sommes reconnaissant.

MM. les P^{rs} FOLET, SURMONT, CARLIER, OUI et GAUDIER veulent bien nous honorer de leur sympathie. Elle nous est précieuse et nous tenons à les en remercier.

Les Drs COLLE et PATOIR ont été nos premiers guides, ils sont restés des amis auxquels nous renouvelons l'assurance de notre sympathie.

Que notre ami Van RYCKE, sous-bibliothécaire à l'Université, soit remercié ici pour les conseils qu'il a bien voulu nous donner.

Nous tenons à remercier M. le Dr CORTYL, directeur médecin en chef de l'asile de Bailleul de l'amabilité avec laquelle il nous a rendu nos études plus faciles.

Le Dr KÉRAVAL nous a plusieurs fois facilité nos recherches, l'éminent aliéniste d'Armentières voudra bien accepter nos sincères remerciements.

HISTORIQUE

Les premières notions concernant la pathologie du pédoncule cérébral remontent au début de ce siècle.

Andral écrivait vers 1824 : « Une paralysie complète de la troisième paire survenant dans le cours d'une affection cérébrale, et coïncidant avec une hémiplégie des membres du côté opposé indique, que la lésion se trouve du côté de la paralysie oculaire et dans le point où le moteur oculaire passe tout près et au-dessous du pédoncule cérébral. »

Dès 1833, Mohr cité par Friedreich décrit un cas de paralysie alterne dû à un tubercule du pédoncule cérébral. Hérard en 1846 en décrit un autre, un autre encore Garnier en 1856.

Gendrin écrivait alors dans son traité de médecine : « L'épanchement de sang dans le pédoncule cérébral produit la suspension directe de l'action des nerfs qui en naissent en même temps qu'il détermine des phénomènes de paralysie et d'anesthésie du côté opposé par l'intermédiaire de la pyramide.

En 1858, apparaît la thèse de Koechlin et nous y relevons un cas de paralysie alterne que l'auteur explique très clairement : « La paralysie de certains nerfs, ceux de l'œil par exemple, est directe parce que la lésion a atteint leurs fibres d'origine après leur entre-croisement, tandis qu'elle frappe les faisceaux nerveux destinés aux autres régions avant leur décussation ».

Gubler (*Gaz. hebd.*, 1858 et 1859), dans son mémoire sur les paralysies alternes en général et particulièrement sur l'hémiplégie alterne avec lésion de la protubérance annulaire (paralysie alterne inférieure), décrit à côté de celle-ci des paralysies alternes supérieures, il y cite le cas de Luton (ramollissement du pédoncule cérébral droit) celui de Bonnefin et conclut « ... qu'étant donné une paralysie du moteur oculaire commun gauche avec une hémiplégie totale droite on devra diagnostiquer une lésion du pédoncule cérébral gauche ».

C'est en 1863 que parut le mémoire de Weber, il est absolument le premier travail paru sur la pathologie du pédoncule cérébral. Charcot donna à la paralysie alterne supérieure le nom de syndrome de Weber ; mais, comme le fait remarquer d'Astros et comme on peut en juger par les lignes qui précèdent, c'était déjà alors notion connue que l'altération du pédoncule se traduit par le syndrome paralysie alterne.

L'attention était alors bien attirée sur ce syndrome et des observations d'abcès, hémorragies, ramollissements, kystes et tumeurs du pédoncule cérébral ayant donné lieu à une paralysie alterne furent publiées depuis.

Ritt en 1880, Tomaszewski en 1881 font paraître des monographies sur la pathologie du pédoncule.

Nothnagel en 1885 (Traité clin. du diagn. des Mal. de l'encéphale, trad. P. Kéraval, p. 162) y consacre un chapitre fortement documenté.

Depuis lors, d'Astros (*Revue de Médecine,* 1894) dans un travail très important que nous avons mis à contribution a étudié les hémorragies, les ischémies et les ramollissements du pédoncule cérébral.

Grasset et Rauzier, Bruns et Oppenheim ont dans leurs ouvrages respectifs consacré quelques pages aux tumeurs du pédoncule cérébral, nous les avons consultées avec fruit.

Signalons enfin une Revue Générale de Lacour sur l'hémiplégie pédonculaire.

Dans le travail que nous publions aujourd'hui, nous avons joint au cas de tubercule du pédoncule cérébral que nous avons étudié toutes les observations que nous avons pu trouver dans la littérature médicale, de tubercules intéressant la même région, nous avons ensuite essayé de tracer les différents chapitres de ce point particulier de la pathologie du pédoncule cérébral.

Avant de donner la série de nos observations nous avons pensé qu'il ne serait pas inutile de résumer succinctement l'anatomie et la physiologie de la région, permettant ainsi au lecteur de s'y rapporter pour la meilleure compréhension des altérations pathologiques et des troubles qu'elles entraînent.

ANATOMIE ET PHYSIOLOGIE

Les *pédoncules cérébraux* (crura cerebri, bras, jambe, cuisse du cerveau des anciens anatomistes), occupent la partie la plus antérieure de l'isthme de l'encéphale. Ils amènent au cerveau des faisceaux de fibres provenant de la moelle, du bulbe, du cervelet, de la protubérance annulaire, aussi leur importance est-elle considérable.

Ils se présentent sous la forme de deux colonnes blanches cylindroïdes à trajet antéro-postérieur. Ils se détachent en arrière de la face antérieure de la protubérance annulaire ; de là ils se portent obliquement en avant et en dehors en s'élargissant et en s'écartant progressivement l'un de l'autre, ils pénètrent enfin dans le cerveau au-dessous des noyaux optostriés.

Leur *face inférieure* visible à la base de l'encéphale est croisée à son extrémité antérieure par la bandelette optique qui se porte du chiasma vers les corps genouillés. Ce rapport montre la facilité avec laquelle des altérations pédonculaires pourront exercer sur les voies optiques une action compressive par exemple.

La *face supérieure* purement artificielle répond à un plan horizontal passant par l'aqueduc de Sylvius, elle sert de base aux tubercules quadrijumeaux et fait corps avec eux.

La *face externe* convexe est masquée comme la face inférieure par la circonvolution de l'hippocampe et à ce propos nous ferons remarquer que des tumeurs siégeant au niveau de cette dernière pourront comprimer le pédoncule.

La *face interne* répond au raphé médian dans la plus grande partie de son étendue. Elle devient libre à sa partie tout inférieure et est alors visible à la base de l'encéphale. On y remarque dans cette dernière partie un sillon longitudinal, le sillon de l'oculo-moteur commun du fond duquel émergent un certain nombre de filets radiculaires qui se réunissent pour former le tronc du nerf moteur oculaire commun.

Il résulte de l'écartement réciproque des deux pédoncules cérébraux qu'ils se trouvent séparés l'un de l'autre sur la ligne médiane par un espace triangulaire dont le sommet dirigé en arrière répond à la protubérance. Cet espace pédonculaire est comblé par une lame de substance grise à direction transversale qui fait partie du plancher du troisième ventricule.

L'extrémité postérieure du pédoncule cérébral se confond avec la face antérieure de la protubérance. *L'extrémité antérieure* ou *cérébrale* répond à la partie inférieure des noyaux opto-striés et se confond avec la capsule interne et la région subthalamique.

La constitution anatomique du pédoncule cérébral peut être étudiée sur la surface de section d'une coupe verticale et transversale. On aperçoit tout d'abord une traînée de substance noirâtre, le locus niger de Sœmmering, qui s'étend d'une face à l'autre du pédoncule et divise ce dernier en deux portions ou étages : un étage inférieur ou *pied*, un étage supérieur ou *calotte*.

Le Pied comprend toute la portion du pédoncule située au-dessous du locus niger. Vu en coupe vertico-transversale il affecte la forme d'un croissant dont la concavité est dirigée en haut et en dedans. Il est essentiellement constitué par un système de faisceaux longitudinaux aplatis de dehors en dedans et adossés les uns aux autres comme les feuillets d'un livre.

Les fibres du pied du pédoncule ont été bien étudiées par Brissaud (*Thèse*, Paris, 1880) et plus récemment par Déjérine. (J. Déjérine. — Sur l'origine corticale et le trajet intracérébral des fibres de l'étage inférieur ou pied du pédoncule cérébral, 1894, 6).

Selon Déjérine, deux ordres différents de fibres nerveuses existent dans le pied du pédoncule cérébral.

1° Les fibres formant le *cinquième externe* de cet étage inférieur, le faisceau de Turk, ou *faisceau temporal cortico-protubérantiel* de Flechsig vient des 2e et 3e circonvolutions temporales, passe au-dessous du noyau lenticulaire et s'épuise dans les masses grises de la protubérance. C'est l'ancien *faisceau sensitif* de Charcot. L'observation clinique et l'expérimentation (Ferrier) ont démontré que ce faisceau n'était pas un faisceau sensitif.

2° Les fibres formant les *trois cinquièmes moyens* du pied du pédoncule cérébral proviennent des cinq sixièmes supérieurs de la région rolandique, du lobule paracentral et de la partie antérieure du lobule pariétal supérieur. Elles descendent directement dans le pied du pédoncule, elles appartiennent au *faisceau pyramidal*. Émanées de la région motrice de l'écorce cérébrale elles se rendent aux cornes antérieures de la moelle après s'être entre-croisées avec celles du côté opposé au niveau du bulbe.

3° Les fibres formant le *cinquième interne* du pied du pédoncule proviennent de l'opercule rolandique et de la partie adjacente de l'opercule frontal, désigné autrefois sous le nom de « faisceau psychique ou intellectuel », il n'est ni plus ni moins psychique ou intellectuel que les autres faisceaux du pédoncule. Le cinquième interne des fibres du pied du pédoncule est en connexion avec les noyaux d'origine du *facial inférieur* et de l'*hypoglosse*, les fibres qui le composent vont se terminer dans les noyaux d'origine des nerfs moteurs périphériques.

Le pied est séparé de la calotte par la substance noire de Sœmmering formée de cellules nerveuses et de fibrilles nerveuses entremêlées dont on ignore complètement la signification morphologique et physiologique (Certains auteurs ont voulu en faire un centre vaso-moteur).

La Calotte du pédoncule cérébral n'est qu'une partie d'une vaste région qui s'étend du bulbe à l'extrémité antérieure de la couche optique. On y décrit un certain nombre de faisceaux de fibres nerveuses dont on ne connaît ni les cellules d'origine ni la terminaison, et dont on ignore la signification physiologique. Nous citerons les principaux de ces faisceaux :

La *bandelette longitudinale postérieure* qui fait partie du système de fibres commissurales longitudinales est située sous l'aqueduc de Sylvius, elle en est séparée par le noyau du moteur oculaire commun.

Mélangées à ces fibres longitudinales, se trouvent des fibres anastomotiques que le noyau du moteur oculaire externe envoie au moteur oculaire commun opposé (Mathias Duval), elles se mêleraient à celles du moteur oculaire commun à destination du droit interne. D'après Hans Held, une partie des fibres du faisceau longitudinal proviendrait des tubercules quadrijumeaux antérieurs. Elles constitueraient une voie importante, reliant les ramifications terminales des fibres optiques et des fibres acoustiques aux noyaux d'origine des différents nerfs qui innervent les muscles du globe oculaire (Van Gehuchten).

Les *pédoncules cérébelleux supérieurs* qui semblent sortir des corps dentelés du cervelet viennent s'entre-croiser sur la ligne médiane, passent sous les tubercules quadrijumeaux et traversent à la hauteur des tubercules quadrijumeaux antérieurs les noyaux rouges de Stilling — noyaux volumineux bien circonscrits, situés de chaque côté du raphé dans les régions supérieures de la calotte et entourés d'une capsule de fibres blanches — puis continuent leur trajet ascendant et se portent au-dessous des couches optiques. Ils subissent une réduction notable dans les noyaux rouges (Brissaud, Levaditi). On doit distinguer des faisceaux cérébello-thalamique et rubro-thalamique (1).

-----

(1) La majorité des éléments du pédoncule cérébelleux supérieur a une origine cérébelleuse. (Marchi-Cajal, van Gehuchten). Il y aurait en outre une voie rubro-cérébelleuse dont les fibres seraient beaucoup moins nombreuses (Mahaïm, Déjérine, Mingazzini).

La section ou simplement une lésion sous forme de piqûre des pédoncules cérébelleux supérieurs produit une courbure de la colonne vertébrale en arc du côté lésé, détermine la chute sur le côté correspondant (Curschmann) et une série de mouvements qui entraînent l'animal à tourner autour d'un rayon comme dans un manège, habituellement du côté où est la lésion. Le *mouvement de manège* se produit aussi dans les lésions des pédoncules cérébraux, lorsque les fibres des pédoncules cérébelleux sont intéressées.

Selon Binswanger le fait que d'après Bechterew des lésions de la paroi interne du troisième ventricule entraîneraient des troubles dans l'équilibration comme celles du labyrinthe, vient à l'appui de ce que le pédoncule cérébelleux supérieur serait la voie des impressions visuelles chargées de régler le mouvement et l'attitude du corps.

Un des faisceaux les plus importants de la calotte pédonculaire est le *ruban de Reil*. Il a sur une section transversale du pédoncule la forme d'un croissant à concavité interne et supérieure. On y distingue deux parties : une partie latérale, on l'appelle ruban de Reil inférieur (Untere Schleife), et une partie médiane ou ruban de Reil supérieur (Obere Schleife). Le *ruban de Reil* latéral ou inférieur est disposé verticalement dans la partie externe de la calotte, il contribue à former la face externe du pédoncule cérébral, il relie l'olive protubérantielle au tubercule quadrijumeau postérieur, il n'est qu'une des voies centrales du nerf auditif.

Le *ruban de Reil* médian qui est situé transversalement à la partie inférieure de la calotte au-dessus du locus niger de Sœmmering met en rapport les circonvolutions centrales avec la *sphère tactile* du corps. Selon Déjérine, ses fibres ne montent pas directement des noyaux de Goll et de Burdach à l'écorce du télencéphale, mais elles constituent le neurone bulbo-thalamique de la voie sensitive principale.

(Il comprend aussi des fibres moins longues s'arrêtant en divers points de la substance grise. Il reçoit aussi des fibres accessoires descendantes qui se détachent de la voie motrice du pied du pédoncule et dont le nombre et la disposition sont variables).

C'est principalement par la région de la calotte que se fait la transmission de la sensibilité générale ; mais on ne peut attribuer cette transmission au ruban de Reil seulement ; il est nécessaire de faire entrer en ligne de compte la substance grise et les voies courtes de la formation réticulée bien qu'on n'en connaisse pas encore toute l'importance (Ed. Long).

Notons encore dans l'étage supérieur du pédoncule la *racine supérieure ou descendante du trijumeau* dont les fibres descendent depuis le voisinage de la commissure postérieure du cerveau le long de l'aqueduc de Sylvius. Elles prennent naissance dans de grosses cellules vésiculeuses qui s'étendent le long d'elles, depuis le côté interne des tubercules quadrijumeaux antérieurs jusqu'au niveau de l'émergence de la cinquième paire.

Au-devant et en peu en dehors de l'aqueduc de Sylvius se trouve le *noyau d'origine* du *moteur oculaire commun*. Sa masse grise s'étend sur une longueur d'environ un centimètre. Les descriptions de Huguenin et de Mathias Duval ont été complétées par les recherches physiologiques de Hensen et Wœlckers (*Græfe's Arch. für Ophtalmologia*, 1878), les travaux de Kahler et Pick (*Arch. für Psy.*, vol. X, t. II, et *Prager Zeitschrift für Heilkunde*, 1881), de Mauthner (Études ophtalmologiques), de Darkschewitsch qui ont montré dans le noyau de l'oculo-moteur commun l'existence de petits centres commandant chacun à un groupe musculaire déterminé. On y distingue *un noyau inférieur* qui est le plus important, et un *noyau supérieur*. Le *noyau inférieur* qui est le noyau classique est formé par une colonne de substance grise située au-dessous de l'aqueduc de Sylvius et parallèlement à lui de chaque côté de la ligne médiane. Cette colonne comprend aussi à sa partie la plus postérieure le noyau d'origine du *pathétique* situé sous l'aqueduc un peu en avant de l'extrémité postérieure du tubercule quadrijumeau postérieur. Ces deux colonnes de substance grise presque en contact à leur extrémité postérieure s'étendent en avant en s'écartant légèrement jusqu'à la partie antérieure du tubercule quadrijumeau antérieur. Hensen et Wœlckers, Kahler et Pick, Starr, ont dressé des tableaux montrant la disposition des différents noyaux avec les muscles qu'ils innervent.

Le *noyau supérieur* du moteur oculaire commun est séparé par un petit espace du noyau inférieur et situé en avant de lui; il est un peu plus éloigné de la ligne médiane et s'étend le long du plancher du troisième ventricule jusqu'au voisinage des tubercules maxillaires. Il comprend deux centres, le plus antérieur pour le muscle ciliaire (centre accommodateur), le postérieur pour le sphincter de l'iris (centre photo-moteur).

Voici, selon Starr, la disposition des noyaux, avec les muscles qu'ils innervent, dans les deux noyaux principaux du moteur oculaire commun :

NOYAU DU MUSCLE		Ligne médiane	NOYAU DU MUSCLE	
Constricteur de l'iris.	Ciliaire.		Ciliaire.	Constricteur de l'iris.
Élévateur de la paupière supérieure.	Droit interne.		Droit interne.	Élévateur de la paupière supérieure.
Droit supérieur.	Droit inférieur.		Droit inférieur.	Droit supérieur.
Petit oblique.				Petit oblique.

Dans la colonne de droite, les accolades indiquent : Constricteur de l'iris → noyau supérieur ; Élévateur de la paupière supérieure, Droit supérieur, Petit oblique → noyau inférieur.

Voici le schéma de Kahler et Pick :

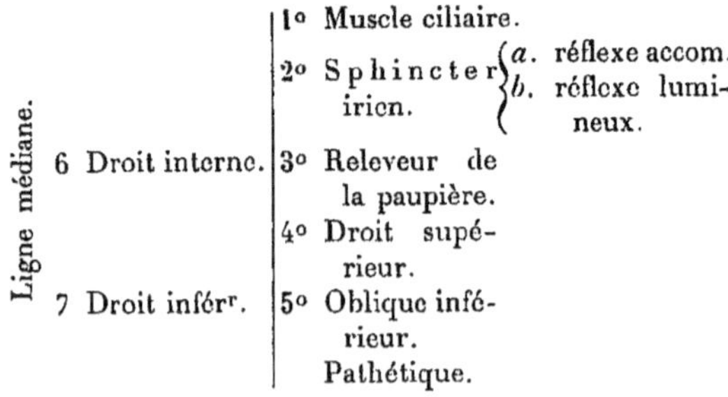

Les fibres qui naissent du noyau inférieur traversent la bandelette longitudinale en formant deux groupes, l'un antéro-interne, l'autre postéro-externe (M. Duval) qui descendent en contournant le noyau rouge de Stilling. Écartées dans l'étage supérieur, vu la longueur de la colonne d'origine, ces fibres se rapprochent en un seul faisceau pour traverser la substance noire, puis le pied du pédoncule dans sa région interne et émerger dans l'espace interpédonculaire.

Par suite de cette disposition des racines de l'oculo-moteur on comprend aisément qu'une lésion localisée dans la calotte puisse n'interrompre qu'un certain nombre de faisceaux radiculaires et donner ainsi naissance à des paralysies dissociées de la troisième paire.

Pendant leur trajet de l'origine réelle à l'origine apparente, les fibres radiculaires du nerf oculo-moteur commun subissent un entre-croisement partiel auquel ne participe d'ailleurs qu'un très petit nombre de fibres probablement destinées au muscle droit interne du côté opposé (Van Gehuchten).

D'après les recherches de Budge et Afanasieff, il y aurait dans la région pédonculaire des centres présidant à la contractilité des sphincters du rectum et de la vessie.

Les *vaisseaux* de la région ont été étudiés par Duret en 1874 et par Alezais et d'Astros (Journal de l'anatomie et de la physiologie, 1892).

Les principales artères sont : 1° l'artère optique interne et postérieure qui traverse le pédoncule et se rend dans la couche optique.

2° l'artère des noyaux de la 3ᵉ paire dont les branches montent verticalement et se distribuent aux noyaux situés au-dessous de l'Aqueduc de Sylvius.

Le tubercule étant une production essentiellement périvasculaire on conçoit qu'étant donnée la distribution de l'artère optique le tubercule pédonculaire s'étende fréquemment à la partie *infero*-postérieure de la couche optique.

OBSERVATIONS

La série d'observations qui suit comprend tous les cas
découverts par nous dans la littérature médicale, de tumeur tuberculeuse (ou du moins déclarées telles par les auteurs) intéressant les pédoncules cérébraux. S'il avait fallu se borner en
effet aux seuls cas où le bacille tuberculeux a été décelé, leur
nombre eût été par trop restreint. Ajoutons du reste que l'examen histologique a été fait dans bon nombre de ces cas.

Nous ne prétendons pas avoir été complet, et nous tenons
au contraire à bien indiquer ici les sources auxquelles il nous
a été absolument impossible de puiser. Le faisant, nous per-
mettrons à d'autres chercheurs plus heureux que nous-même
de compléter la liste des tubercules des pédoncules cérébraux.

Les travaux de Bernhardt, Ritt et Tomaszewski (voir l'index
bibliographique) contiennent probablement des cas qui ne
figurent pas ici, et les observations de paralysie alterne supérieure de Ruhle, Brunnicke et Callender concernent peut-être
des tubercules.

Un certain nombre d'auteurs publient des observations de
tumeurs pédonculaires, et ne nous renseignent pas sur la
nature de la tumeur, force nous a été de n'en point tenir
compte. Ce sont : Paget, Mathieu et Sharkey (voir l'index).

Green cité par Weber a publié un cas de tubercule du pédoncule, Macabian en décrivit un autre ; enfin L. Bruns dans

son traité des tumeurs du système nerveux en rapporte un cas
personnel sans nous donner l'observation et cite un cas de
Gowers qui avait été accompagné d'hémitremblement. Bene-
dickt a publié une observation de tubercule du pédoncule qui
détermina le syndrome qui porte son nom.

Si nous joignons ces cinq cas aux trente-huit que nous
rapportons ci-après par ordre chronologique, nous avons donc
pu réunir 43 cas de tubercules des pédoncules cérébraux.

OBSERVATION I. — MOHR. — Diss. inaugurale Würzburg, 1833, citée par
*Friedreich, Beiträge zur Lehre von den Geschwulsten innerhalb des
Schädelhöhle,* Würzburg, 1853, rapportée par Nothnagel.

Homme de 22 ans. Vertige : bras droit peu agile ; convulsions et affaiblissement de la jambe droite : céphalalgie obtuse ; diplopie périodique ;
paralysie faciale du côté droit ; parole balbutiée ; paralysie de l'oculo-
moteur commun du côté gauche avec blépharoptose ; dilatation et immobilité de la pupille, affaiblissement de la vue et dysacousie du même côté ;
accroissement de l'hémiplégie droite. Sopor. Mort.

Autopsie. — Tubercule gros comme une noix dans le pédoncule cérébral gauche, pénétrant par son extrémité postérieure de quelques lignes
dans la substance des tubercules quadrijumeaux et débordant un peu par
son extrémité antérieure la couche optique gauche au niveau du lieu
d'implantation du pédoncule cérébral. Tissus circonvoisins un peu ramollis.

OBSERVATION II. — HÉRARD. — Tubercule du pédoncule cérébral gauche.
Bulletins de la Société anatomique, 1846, p. 72.

Enfant de 10 ans. 7 mois avant la mort, ptosis gauche et amaurose du
même côté. Pas de strabisme externe. Peu après, faiblesse dans les mouvements du côté droit, du bras surtout. Marche possible. Sensibilité
générale intacte. Agitation. Délire. Paralysie droite totale. Mort.

Autopsie. — Méninges injectées et un peu infiltrées de sérosité. Les
ventricules en contiennent en abondance. Fausses membranes à l'émergence du moteur oculaire commun. Le pédoncule cérébral gauche est
envahi surtout dans sa partie supérieure par une grosse masse tuberculeuse régulière à peu près sphérique, du volume d'une grosse noix d'une
teinte verdâtre. Les fibres superficielles du pédoncule sont conservées.
Tout autour de la tumeur le tissu cérébral est ramolli et presque en
bouillie par points, le noyau gris extraventriculaire du corps strié est

détruit ; la couche optique un peu attaquée. Le nerf optique gauche est comprimé.

OBSERVATION III. — Dr J. W. OGLE. — Scrofulous Deposit occupying the Right Optic Thalamus and the Right Crus Cerebri. *Transactions of the Pathological Society of London,* vol. IV, p. 23.

Fille de 22 ans, soignée pour arthrite tuberculeuse de l'épaule droite. Céphalée intense et perte de connaissance plusieurs fois répétée. Strabisme. Face tirée à droite. Incontinence des urines et des matières fécales. Légère amélioration. Sortie.

Réadmission à l'hôpital Saint-George, la paralysie faciale est augmentée (face tirée à droite et *ptosis* complet de l'œil gauche). État semi-comateux, mais répond encore aux questions. Évacuations involontaires. La malade gémit constamment, mais n'accuse pas d'autre douleur que des picotements dans les bras. Elle demeure dix-huit jours dans cet état et conserva connaissance jusqu'à sa mort. Pas de convulsions. Mort.

Autopsie. — Tuberculose pulmonaire et articulaire. Beaucoup de liquide céphalo-rachidien. Congestion des vaisseaux cérébraux. Une grosse masse tuberculeuse occupe la couche optique droite qui apparaît comme doublée de volume et qui occupe tout le ventricule droit, la surface était tout à fait unie. Le tubercule avait complètement envahi le pédoncule cérébral droit et s'étendait dans le troisième ventricule refoulant son plancher et poussant à gauche la commissure optique et le corpora albicantia, les déplaçant considérablement.

OBSERVATION IV. — BARTHEZ et RILLIET. — *Traité clinique et pratique des maladies des enfants.* 1854, tome III, p. 548.

Observation d'un enfant hémiplégique qui avait un tubercule avec ramollissement de la substance avoisinante dans la jambe antérieure droite du cerveau.

OBSERVATION V. — BELL. — Essai sur les tubercules du cerveau. SOUFFLET, *Thèse,* Paris, 1856. Obs. VIII.

Enfant de 11 ans, menace de congestion cérébrale, altération de myotilité des membres droits paralysés complètement, affaiblissement de la vue ; céphalalgie occipitale intermittente, délire, cris, collapsus, mort.

Autopsie. — Cerveau sain : le cervelet contient dans chacun de ses lobes un tubercule du volume d'une fève, la substance cérébelleuse est ramollie autour ; il y a encore un tubercule dans le lobe moyen du volume d'une noix ; la protubérance annulaire en contient un quatrième, le *ramollissement* qui l'entoure va jusqu'au pédoncule gauche ; il y a un autre *tubercule dans le pédoncule droit,* un autre dans la partie supérieure et antérieure du cervelet.

OBSERVATION VI. — GARNIER. — Tubercules dans la couche optique et le pédoncule cérébral droit. *Bulletins de la Société anatomique,* 1856, p. 327.

Garçon de 3 ans. Un an avant la mort, convulsions. Hémiplégie gauche qui alla en s'améliorant. Sensibilité diminuée à gauche. Paralysie faciale gauche. Vers la fin ptosis droit, dilatation de la pupille, amaurose de l'œil droit. Céphalalgie occipitale. Pouls régulier, 88. Constipation. Contracture du bras gauche. Somnolence. L'enfant fait de la scarlatine. Pouls à 140, face pâle. Somnolence. Ophtalmie double. Tremblement particulier du bras droit. Mort après un mois de séjour à l'hôpital.

Autopsie. — Un peu de sérosité dans les ventricules et sous l'arachnoïde. Dans le troisième ventricule, tumeur du volume d'une noix occupant surtout la couche optique droite, un peu la gauche et le pédoncule cérébral droit. Tumeur d'un gris jaunâtre, d'une consistance ferme, son aspect rappelle celui des tubercules. Tubercules ramollis dans les poumons.

OBSERVATION VII. — EUGÈNE KŒCHLIN. — Sur quelques cas de tubercules de l'encéphale chez les enfants. *Thèse,* Paris, 1858, n° 41. Obs. IV.

Masse tuberculeuse occupant la couche optique, le *pédoncule cérébral* et la protubérance du côté droit. Hémiplégie croisée. Absence d'autres lésions tuberculeuses notables.

Observation. — Enfant, 10 ans et demi. Hémiplégie gauche évoluant progressivement de décembre à avril, où paralysie absolue et contracture. Paralysie faciale gauche. Strabisme interne de l'œil gauche. Cécité. Ptosis à droite et dilatation pupillaire Strabisme externe. Intelligence intacte. Parole embarrassée.

Autopsie. — Infiltration séreuse sous l'arachnoïde de la convexité qui offre en outre de petits points opalins entièrement différents des granulations tuberculeuses dont on ne trouve pas de traces dans la pie-mère. Il y a un léger excès de volume de l'hémisphère droit ; le liquide ventriculaire paraît en quantité à peu près normale. La couche optique droite augmentée de volume dépasse en tous sens celle du côté gauche et offre dans sa partie postérieure interne une coloration grisâtre, rosée et un aspect inégal, comme fongueux, cet état se retrouve plus ou moins sur les tubercules quadrijumeaux droits, dont l'antérieur est triplé de volume et le processus cerebelli ad testes, ainsi que sur la partie la plus élevée du plancher du IVe ventricule. La valvule de Vieussens ne paraît pas altérée. En dehors, cette altération est exactement limitée par le pédoncule céré-

belleux moyen et le pédoncule cérébral droit qui, examiné à sa face inférieure, est sain en apparence mais plus étendu en longueur que celui du
côté opposé. Trois tubercules crus, l'un dans la couche optique droite,
les deux autres dans la protubérance et le pédoncule cérébral droit. Leur
volume était celui d'une noisette ; mal limités, non enkystés. Entourés de
matière nerveuse légèrement ramollie.

OBSERVATION VIII. — BONNEFIN. — Paralysie du moteur oculaire gauche
et des membres droits, puis du nerf de la troisième paire droite avec
faiblesse des membres gauches ; masses tuberculeuses disséminées dans
le pédoncule cérébral gauche et la portion voisine de la protubérance ;
lésion empiétant sur le côté opposé. — Obs. XX *du Mémoire de
Gubler sur les paralysies alternes. Gaz. Hebdom.*, 1859, p. 88.

Femme, 32 ans, célibataire, entre le 8 février 1858 à la Charité dans
le service de Piorry.

Pas d'antécédents héréditaires.

Affections pulmonaires répétées, amaigrissement.

Depuis l'âge de 14 ans, attaques de nerfs.

Mars 1857. — Névralgie de la Ve paire des deux côtés, d'une durée de
six mois.

Décembre. — Affaiblissement progressif de tous les membres et diminution de la sensibilité tactile.

Céphalée. Étourdissements.

Février 1858. — Impossibilité de marcher. Céphalée intense. Roideur
du col. Entrée à l'hôpital.

Céphalée violente localisée à la nuque et au cou accrue par les mouvements de la tête.

Paralysie de la face et des membres à droite.

Perte de la sensibilité dans tout le côté droit du corps (face exceptée).

Fièvre. Vomissements. Constipation. Électrisation, amélioration de
tous les symptômes.

Intelligence nette. Parole un peu embarrassée. Langue tirée à droite.

Avril. — Ptosis gauche s'établit lentement puis strabisme externe,
dilatation pupillaire gauche. Pupille paresseuse.

Diplopie quand on soulève la paupière supérieure gauche. Pas de
photophobie.

Enfin paralysie de la troisième paire gauche complète.

Mai. — Électrisation, amélioration légère.

Juillet. — État comateux. Céphalée. Strabisme externe et ptosis à
droite.

Mort le 9 juillet.

Autopsie. — Pas de méningite. Un peu de sérosité dans les ventricules latéraux.

Nerf de la IIIe paire du côté gauche trois fois moins gros que le droit, sa stucture est presque fibreuse.

Tubercule du volume d'un haricot presque entièrement situé dans le pédoncule cérébral gauche. D'autres tubercules sont disséminés dans le pédoncule gauche, ils empiètent sur le pédoncule droit.

Ce tubercule est jaune au centre, et d'un rouge violacé à sa circonférence où il paraît se fondre insensiblement avec le tissu sain.

Observation IX. — Duchenne. — *Électrisation localisée.* Paris, 1861 2e édition, page 376 (cité par Nothnagel).

Jeune fille chez laquelle s'était graduellement développée une hémiplégie motrice gauche incomplète, il n'existait pas de symptômes d'un autre ordre.

Autopsie. — Tubercule du volume d'une fève occupant le pédoncule cérébral droit.

Observation X. — Lambroso. — Observation d'un cas de tumeur occupant les pédoncules cérébraux et cérébelleux droits. (*I. IL Morgagni*, 1864). An. *Gazette médicale de Paris*, 1864, page 133.

Soldat âgé de 23 ans qui, dans le mois de juillet 1862, entra à l'hôpital pour y être traité d'une fièvre rhumatismale. Il sortait guéri au bout de quelques jours. Six mois après il fut pris tout à coup de fièvre et de douleurs articulaires avec strabisme interne de l'œil droit et déviation de la bouche à gauche. Les deux premiers symptômes ne durèrent que deux jours, mais le strabisme et la déviation de la bouche persistèrent. Un mois après, vomissements opiniâtres, toux, hoquet, trouble de la vue à droite, douleur intense dans la moitié gauche du crâne, puis hémiplégie incomplète du mouvement et complète de la sensibilité à gauche ; pneumonie hypostatique suppurée du côté droit qui amène la mort par infection purulente sept mois après le début de la maladie. Intelligence toujours conservée.

Autopsie. — Un tubercule du volume d'une aveline à la partie postérieure du pédoncule cérébral droit. Cette tumeur comprimait aussi le pédoncule cérébelleux supérieur correspondant.

Observation XI. — Paquet. — Tubercule des pédoncules cérébraux. — *Bulletin de la Société anatomique de Paris*, juillet 1864, p. 289.

Enfant de 5 ans et demi, présente depuis un an des vomissements fréquents et une céphalalgie intermittente avec exacerbation au moment des vomissements.

Depuis deux mois il est frappé de paralysie graduelle des quatre membres plus marquée aux inférieurs et surtout à gauche. Il ne marche plus et on observe à son entrée un commencement de rétraction du triceps sural. Duchenne l'examine et trouve la contractibilité électrique conservée dans les membres paralysés ou affaiblis. La sensibilité est intacte.

En juin, rougeole intense avec symptômes cérébraux. Guérison.

20 *juin*. — Vomissements opiniâtres, céphalalgie intense, la tête qui ne peut être soutenue penche tantôt d'un côté, tantôt de l'autre, mais surtout à gauche. Convulsions, strabisme, contraction des pupilles. La vue paraît conservée. Fièvre modérée. Pouls irrégulier. Coma. Mort.

Autopsie. — Liquide céphalo-rachidien abondant, veines de la pie-mère très injectées. Exsudat plastique le long des vaisseaux mais pas de granulations méningiennes. Un peu de liquide dans les cavités ventriculaires. Petit tubercule du volume d'un pois du côté droit de la face supérieure du cervelet. Bulbe et protubérance sains.

Mais deux tubercules, l'un du volume d'une noix, l'autre du volume d'une amande, siègent sur le trajet des pédoncules cérébraux et ont détruit les tubercules quadrijumeaux et les corps genouillés. Ces masses qui présentent les caractères du tubercule cérébral (enkystées et formées de couches verdâtres concentriques) sont composées de myélocytes déformés et très abondants englobés dans du tissu cellulaire en voie de formation. Petit tubercule lenticulaire au sommet du poumon gauche.

Observation XII. — Causit. — Tubercule cérébral. Tuberculisation pulmonaire. *Bull. Soc. anat. Paris,* 1866, p. 154.

Fillette de 2 ans entre dans le service de Barthez le 12 mars 1866. Malade depuis un mois, elle a eu des convulsions presque tous les jours et a cessé de marcher; elle n'a eu ni vomissements, ni diarrhée.

13 *mars*. — Enfant bien constituée; dentition régulière; elle se tient assise sur son lit, les yeux un peu fixes, l'œil gauche un peu convulsé en dedans, la pupille est beaucoup plus dilatée à gauche qu'à droite; il y a une légère déviation des traits de la face à gauche; pas d'agitation, pleurs fréquents.

Depuis son entrée elle a eu des petits mouvements convulsifs dans les membres, pas de douleur dans le ventre.

Prescription : huile de foie de morue, KI.

12 *avril*. — Dépérissement progressif, mort sans convulsion.

Autopsie. — Méninges injectées. Sérosité sanguinolente dans les ventricules latéraux, mollesse générale de la substance cérébrale. Au-devant de la protubérance à l'origine des pédoncules cérébraux, plutôt à droite qu'à gauche et au-dessous des tubercules quadrijumeaux, se trouve un tubercule de la grosseur d'une noisette, jaunâtre, ramolli sur certains points, entouré de toute part par de la substance cérébrale, non ramollie autour comme l'a constaté M. Cornil.

Tuberculose pleuro-pulmonaire et des ganglions mésentériques.

OBSERVATION XIII. — GINTRAC. — *Traité théorique et pratique des maladies de l'appareil nerveux.* Paris (1869-1871, 4 vol.) cité par Nothnagel *in* Traité clinique des maladies de l'encéphale, 1885, trad. Kéraval.

Enfant de six mois qui, du 20 mai au 16 juin, aurait été à plusieurs reprises atteint de convulsions générales épileptiformes ; l'histoire exacte du malade ne spécifie pas de symptômes indicateurs d'une lésion locale de l'encéphale.

A l'*autopsie* on trouve 180 grammes de liquide dans les ventricules.

Le pédoncule cérébral droit est plus volumineux que le gauche ; sa partie inférieure et externe est le siège immédiatement au-dessous de la surface, sans qu'elle cesse cependant nulle part d'être recouverte de tissu nerveux, d'une nodosité tuberculeuse mesurant 13 millimètres de long et 4 millimètres d'épaisseur ; cette tumeur s'arrête à 3 millimètres en avant de la protubérance.

OBSERVATION XIV. — BARTHEZ et SANNÉ. — Hémiplégie alterne double Tubercule de la protubérance annulaire et des pédoncules cérébraux. Tuberculisation générale. — *Gazette des hôpitaux,* 1869, p. 577.

Garçon de 4 ans est pris de convulsions, perte de connaissance et reste dans le coma pendant des journées entières. Consécutivement à ces convulsions la marche devient impossible, l'intelligence diminue. Puis impotence de la main droite. Quatre mois après le début des accidents il est entré à l'hôpital. Enfant assez bien développé. Hébété, il pousse des cris inarticulés. Troubles de la parole. Abaissement du côté droit de la face. Ptosis gauche. Pupilles égales dilatées. Pas de strabisme. Langue intacte. Main droite plus faible que la gauche. Marche impossible. Les deux jambes sont affaiblies, la droite plus que la gauche Sensibilité abolie aux membres supérieurs, diminuée à la face et aux pieds. Réflexe plantaire droit aboli. Incontinence des urines et des matières fécales. Un mois plus tard état très aggravé. Intelligence presque abolie. Agitation. Le malade se mord fortement les doigts. Paralysie faciale droite disparue. Ptosis droit. Paralysie faciale gauche. Les quatre membres sont parésiés, les membres droits surtout. Déglutition très difficile. Rectum et vessie paralysés. Anesthésie générale. Fièvre intense, peau chaude couverte de sueur. Face colorée. Pouls à 135°. Mort six mois après le début.

Autopsie. — Cerveau. Congestion des méninges. Substance cérébrale

injectée. Tubercule du volume d'une noisette occupant la partie antérieure gauche de la protubérance et un ¡peu à 'droite le pédoncule cérébral gauche dans toute son étendue ; le pied étant respecté remplit
l'espace interpédonculaire puis entame la moitié environ du pédoncule droit. Il occupe en grande partie les tubercules quadrijumeaux
gauches.

La tumeur est composée de matière caséeuse, elle est enkystée, la
substance cérébrale environnante est rouge, un peu ramollie, séparée du
tubercule par un sillon qui contient un peu de pus. Les nerfs qui
émergent du pédoncule et de la protubérance sont sains.

Tuberculose des poumons et des ganglions bronchiques. Tubercules
de la rate.

OBSERVATION XV. — PARROT. — Tumeurs strumeuses de l'encépale. —
Archives de physiologie, 1870.

Achille M..., un an. Dysimétrie faciale, le côté droit est plus petit
que le gauche.

Bouche déviée à droite, ptosis avec tuméfaction de la paupière supérieure droite. Strabisme externe et dilatation de la pupille de l'œil droit.
Rien à gauche. Sensibilité normale des deux côtés. Hémiplégie avec
contracture du côté gauche du corps cinq jours avant le décès, apparition de vomissements. Accentuation de paralysie faciale et de contracture.

Diagnostic : tumeur cérébrale de nature strumeuse siégeant probablement dans le pédoncule cérébral droit ou dans son voisinage.

Autopsie. — Quelques granulations dans les méninges et la substance
grise, congestion des veines de la pie-mère. On voit saillir de l'espace interpédonculaire une tumeur grosse comme un œuf de pigeon repoussant à
droite et en bas la protubérance, le pédoncule cérébral droit, repoussant en avant les tubercules mamillaires. Vers la protubérance la tumeur
est recouverte d'une mince couche de tissu nerveux mais en avant elle
est en rapport avec les méninges. Le pédoncule cérébral droit est large-
ment étalé sur la tumeur. Le nerf moteur oculaire commun droit est
atrophié. On remarque à la coupe que la tumeur occupe tout le pédoncule et qu'elle s'étend en arrière dans la protubérance (3o millimètres de
long sur 22 de large). Les tubercules quadrijumeaux sont aplatis par
compression. Elle est formée d'une matière caséeuse, jaune verdâtre,
ramollie au centre. Une tumeur semblable grosse comme une noix se
trouve à la face supérieure du lobe gauche du cervelet. Tuberculose
pulmonaire. Ulcérations intestinales tuberculeuses.

Le nerf oculo-moteur commun est dégénéré.

Observation XVI. — Henri Candelle. — Observations pour servir à l'histoire des tubercules de l'encéphale. — *Thèse, Paris,* 1871, n° 121. Observation VII, p. 32. *Résumée.*

Tubercule de la couche optique et du pédoncule cérébral droit.

Fillette de 6 ans, malade depuis 15 jours. Ni convulsions, ni vomissements. Ptosis droit. Pouls régulier à 112. Caractère inquiet et grognon, se plaint dès qu'on la remue. Cils longs en pinceau. Ne tousse pas. Membres en résolution, jouit de toute sa connaissance. Ventre rétracté mais souple, il n'y a pas eu de selles depuis l'entrée; vomissement. Pouls régulier un peu rapide, grande lenteur des mouvements respiratoires. Ptosis droit. Dilatation de l'œil du même côté. Les mouvements du globe oculaire s'exécutent encore ; la langue est humide couverte d'un léger enduit ; le côté droit de la face paraît se contracter moins bien que le côté gauche. Le pli facial y est moins prononcé. Les membres supérieur et inférieur du côté gauche sont fortement contracturés et elle ne les étend qu'avec effort. Il n'en est pas de même à droite. Le second jour connaissance diminuée, sensibilité conservée. La paralysie faciale droite est plus accentuée. Ventre rétréci, un vomissement. Mort le 3ᵉ jour.

Autopsie. — La pie-mère de la base est épaissie et le siège de quelques plaques d'exsudation. On trouve dans la couche optique à droite une tumeur du volume d'une noix faisant saillie à la base du cerveau ; sur la partie interne de cette tumeur est appliqué le nerf moteur oculaire commun qui n'est pas dégénéré. A la partie externe et en avant elle appuie sur la bandelette optique qui a disparu dans l'espace d'un centimètre et demi environ. De plus en arrière le *pédoncule cérébral est détruit dans ses deux tiers antérieurs,* il est encore sain sur toute sa largeur en arrière et dans un mince espace dedans.

Quelques ganglions bronchiques tuberculeux, pas d'autres lésions.

Observation XVII. — Fleischmann. — Tubercules de la protubérance et du pédoncule cérébral droit. — Obs. XII in *Jahrb. f. Kinderkrankheiten,* p. 101, 1869, cité par Steffen. *Handb der kinderk,* 1880, Geschwulste œrtliche symptome.*

Petit garçon de 2 ans saisi par des convulsions. Sensibilité diminuée. Ptosis de la paupière supérieure droite. Parésie du facial du même côté. Tremblement des mains. Contracture des muscles de la nuque à droite et des fléchisseurs des doigts. Trismus. Pupille droite dilatée. Réactions égales des deux pupilles. Pouls irrégulier, respiration suspirieuse, relâchement des sphincters.

Autopsie. — Tubercule de la grosseur d'un pois dans la protubérance.

Semblable tubercule existe dans le pédoncule cérébral droit. Dans les deux hémisphères cérébraux nombreux petits tubercules.

OBSERVATION XVIII. — Ein Fall von Gehirnstiellaesion durch einen Tuberkelknoten im linken Sehhügel. — L. FLEISCHMANN. — *Wiener Medizinische Wochenschrift*, 1871, p. 126.

Fille de 2 ans et demi, traitée à l'hôpital Saint-Joseph pour un eczéma de la face et qui soudain tomba dans le coma et mourut au bout de cinq jours sans avoir présenté, outre quelques phénomènes convulsifs, aucun autre symptôme qu'une légère dilatation de la pupille droite, laquelle ne réagissait plus à la lumière.

Autopsie. — Méningite de la base. Nodule caséeux, irrégulier, ramolli en son centre, environ de la grosseur d'un pois siégeant dans le pédoncule cérébral droit. La substance nerveuse environnante était congestionnée. Ganglion caséeux à la bifurcation de la trachée. Petit nodule guéri au sommet du poumon gauche.

OBSERVATION XIX. — L. FLEISCHMANN. — De tous points analogue à la précédente, citée par Fleischmann in *Wiener. Mediz. Woch.*, 1871. *Jahrb. f. Kinderkrankh*, p. 101, 1869 (Obs. 6).

OBSERVATION XX. — ARCHAMBAULT. — Paralysie complète du nerf moteur oculaire commun du côté droit. Hémiplégie incomplète à gauche. — *Progrès médical*, 1877, p. 717.

Garçon de 3 ans. Quelques ganglions cervicaux disparus sans suppurer. Pas d'antécédents héréditaires. Il y a 8 mois chute sur le front. 5 mois après troubles moteurs, mouvements saccadés dans le bras et la jambe gauche. Enfin, il y a 15 jours, *ptosis droit*. Depuis 3 mois l'enfant ne peut se tenir debout. Ptosis droit. Paralysie faciale gauche légère. Paralysie incomplète avec contracture et tremblement du bras et de la jambe. Strabisme externe de l'œil droit. Paralysie des droits supérieur, inférieur et interne. Dilatation pupillaire énorme. Pupille ne réagissant pas à la lumière. Sensibilité conservée. Intelligence amoindrie. Ni convulsions, ni vomissements. Mort de diphtérie.

Autopsie. — Tubercule de la grosseur d'une noisette, rougeâtre, au pourtour assez dur, contenant en son centre de la matière tuberculeuse jaune en voie de ramollissement, siégeant dans le pédoncule cérébral droit un peu en avant de l'origine du moteur oculaire commun qu'elle touche par son extrémité postérieure. La substance du pédoncule est ramollie autour du tubercule. Autre tubercule petit, dans l'hémisphère droit du cervelet. Tuberculose pulmonaire peu avancée. Ganglions bronchiques tuberculeux.

OBSERVATION XXI. — QUÉNU. — Tubercules du cerveau de la protubérance et du bulbe. Paralysie du moteur oculaire externe. — *Bulletins
de la Société anatomique*, 1878, p. 314.

Femme de 43 ans. Tuberculose pulmonaire. Pas d'autre paralysie que
celle du moteur oculaire externe droit. Sensibilité intacte. Vomissements
sans efforts.

Autopsie. — Tubercule intra-pédonculaire n'intéressant pas le noyau
ni le trajet de l'oculo-moteur commun. Huit autres tubercules de l'encéphale. Tuberculose pulmonaire.

OBSERVATION XXII. — Tumeur du pédoncule cérébral. — *Med. Times and
Gaz.*, 17 janvier 1880. — *An. H d'Olier. Arch. de neurologie*, p. 307,
n° 2, 1880.

Cette observation concerne une enfant de 4 ans, apportée à l'hôpital
dans le coma, et présentant du ptosis à droite, de la dilatation des pupilles, une impossibilité complète de tirer la langue hors de la bouche,
des fuliginosités, enfin quelques mouvements convulsifs limités surtout
au bras droit, mais atteignant par moments les deux bras et même la
jambe droite. Le ventre était rétracté, la tache méningitique très marquée, le pouls inégal mais sans irrégularités. Pas de vomissements. La
localisation des phénomènes convulsifs au membre supérieur droit pendant plusieurs attaques fit supposer une lésion cérébrale gauche, l'affaiblissement du bras et de la jambe gauches joint à la paralysie du
moteur oculaire commun droit portait d'autre part à soupçonner une
lésion du pédoncule cérébral droit. L'enfant succomba cinq jours après
son arrivée.

On trouva à *l'autopsie* un épanchement ventriculaire considérable et
la pie-mère parsemée de dépôts caséeux, notamment vers la partie inférieure de la pariétale ascendante gauche et la première frontale droite; à
la base du cerveau, un exsudat épais couvrait les origines des nerfs.
Enfin il existait sur la face interne de la moitié antérieure du pédoncule
cérébral droit une petite tumeur dure, lobulée, de 6 millimètres de diamètre environ ; une coupe fit constater qu'elle s'étendait assez loin dans
le pédoncule où elle se perdait graduellement. L'hémiplégie gauche partielle et la paralysie du moteur oculaire commun droit, observées pendant
la vie paraissent devoir être rapportées à cette tumeur, tandis que les
convulsions du bras droit auraient pour origine la lésion de la pariétale
ascendante gauche. Les poumons et tous les viscères abdominaux contenaient des granulations tuberculeuses.

Observation XXIII. — Prof. Heubner, Leipzig. — Drei Fälle von Tuberkelgeschwulsten im Mittel und Nachhirn. — *Arch. f. Psychiatrie,*
Bd XII, 3, 1882 (Obs. II).

Garçon de 6 mois présenta du strabisme interne de l'œil droit puis de
l'œil gauche, rougeurs passagères de la tête et du tronc. *Entre autres
tubercules* un tubercule rond siégeait sous le tubercule quadrijumeau
antérieur gauche entre celui-ci et le noyau rouge de la calotte ; encore
frais il n'était pas ramolli pas plus que le tissu environnant. Son rôle n'a
pas été élucidé.

Observation XXIV (Obs. III). — Garçon de 2 ans et demi, tomba en
convulsions durant quatre heures le 7 mai 1881. Il est bien jusqu'au
7 juin ; à partir de cette époque, vomissements, amaigrissement, grin-
cements de dents et cris. Douleurs dans la mâchoire supérieure.
Convulsions. Fièvre. Pouls lent et irrégulier, puis pouls fréquent
jusqu'à 164. Les pupilles sont petites et réagissent. Les muscles du côté
gauche du cou et du tronc sont contracturés et entraînent tout ce côté
du corps dans une position forcée. Parésie du facial inférieur droit,
strabisme gauche. Délire. Convulsions fréquentes. Mort.

Autopsie. — Distension des ventricules latéraux par un liquide clair,
le 3e et le 4e ventricule sont un peu dilatés. Granulations miliaires disséminées dans la pie-mère de la base. Un tubercule caséeux et jaune de
la grosseur d'une noisette siège dans la moitié antérieure du vermis. Un
tubercule solitaire plus petit et plus frais siège dans la calotte du pédoncule cérébral droit juste au-dessous du tubercule quadrijumeau postérieur entre le bras de ce tubercule, le ruban de Reil et la coupe transversale du faisceau de Meynert empiétant sur les couches supérieures du
ruban de Reil et de la calotte sur la partie inférieure.

Remarque. — Le tubercule de la calotte a déterminé les troubles
moteurs et sensitifs qui ne font pas partie du tableau symptomatique
des méningo-hydrocéphalies. C'est-à-dire la position forcée dans
laquelle se trouvait la partie supérieure gauche du corps et les douleurs
dans le bras gauche. Les troubles du sens musculaire étaient peut-être
aussi sous sa dépendance. L'empiètement de la tumeur sur le bras du
tubercule quadrijumeau et particulièrement sur le ruban de Reil a son
importance ici. Les troubles oculaires de la dernière période doivent être
rapportés à la lésion de la formation réticulaire. L'affection du trijumeau
droit en dépend et ceci nous fait croire que des fibres de ce nerf ne s'en-
tre-croiseraient pas et naissant sur la moitié antérieure des tubercules
quadrijumeaux postérieurs se rendraient au nerf du même côté.

Observation XXV. — James Ross. — A case of multiple tubercular tumours (one of which was situated in the left crus Cerebri and caused paralysis of the third nerve of that side, while another was situated in the spinal membranes on the left side, on a level with the junction of the cervical dorsal Regions, and produced paralysis of the motor and sensory Branches derived from the seventh and eighth cervical and first dorsal nerve roots. — *Brain*, vol. VII, p. 501.

Femme de 24 ans, entre le 29 décembre 1883. Mariée, a un enfant bien portant. Quelques semaines après la naissance de l'enfant apparurent des douleurs constantes dans la région occipitale. Durant six mois rien d'autre à noter. Mais au bout de ce temps le malade présente au réveil du ptosis de la paupière gauche. Puis paralysie soudaine de la main gauche.

Examen à l'entrée. — Le genou droit est couvert de cicatrices et ankylosé, lésions strumeuses du gros orteil du pied droit. Ptosis gauche, strabisme externe. La pupille est modérément dilatée. Les mouvements de l'œil droit semblent gênés. Paralysie et atrophie de la main gauche. Les papilles sont normales. Difficulté dans l'articulation des mots.

Janvier. — Incontinence d'urine.

Février. — Céphalée, Vomissements.

Mars. — Incontinence des urines et des matières fécales. Ses paroles sont inintelligibles. Meurt le 9 mars.

Autopsie. — Pas de tuberculose pulmonaire. Le cerveau est congestionné. Tubercules miliaires dans la scissure de Sylvius, à droite et à gauche, la sylvienne gauche est entourée à son origine d'une masse tuberculeuse assez dure. Un nodule tuberculeux de la dimension d'un gros pois est trouvé dans le pédoncule cérébral gauche, il est situé à la partie interne du pied et a détruit les fibres de la troisième paire dans leur trajet intrapédonculaire. Un autre tubercule emprisonne les filets du moteur oculaire commun gauche à leur émergence. Le nodule est généralement dur mais montre en quelques endroits de la dégénérescence caséeuse. Un nodule tuberculeux analogue siège dans le pédoncule cérébral droit mais il est situé dans la calotte et en un endroit plus élevé que le nodule du pédoncule gauche. Le liquide ventriculaire est augmenté et les plexus choroïdes sont injectés. Quelques tubercules se trouvent dans la moelle, l'un du côté droit entre le second et le troisième nerf cervical, un autre du côté gauche entre la septième cervicale et la première dorsale, un troisième se trouve au centre du renflement lombaire. Tumeurs constituées par des cellules embryonnaires avec gangue fibrillaire. Le bacille n'a pas été recherché.

Remarque. — L'évolution lente des symptômes fit penser au tubercule. On diagnostiqua un tubercule au point d'émergence du moteur oculaire commun, étonnement de trouver un tubercule intrapédonculaire lequel ne donna lieu à aucun symptôme hémiplégique du côté opposé. La paralysie de la main et de l'avant-bras gauche fut mise sur le compte des tubercules médullaires.

Observation. XXVI. — Henoch et Grawitz. — Zwei Fälle von Solitärtuberculose des Gehirns. Berliner Medizinische Gesellschaft. Sitzung vom 9 mai 1883. — *Deutsche Medizinische Wochenschrift.* Mai 1883, p. 300.

Deux cas de tubercule solitaire du cerveau se présentèrent en un court espace de temps à la clinique de Henoch à l'hôpital de la Charité. Dans les deux cas, le diagnostic intra vitam fut tubercule solitaire de la protubérance.

Les symptômes furent les suivants : mouvements involontaires de tous les muscles de la moitié du corps, ces mouvements tenaient le milieu entre le tremblement et la convulsion.

En outre, se montrait de l'autre côté du corps une paralysie complète de l'oculo-moteur.

Les mouvements convulsifs arrêtaient seulement pendant le sommeil, et recommençaient au réveil, ils ne pouvaient alors être arrêtés.

Dans le premier cas le diagnostic de tubercule de la protubérance fut vérifié, mais dans le second : Grawitz démontra que le tubercule se trouvait non dans le pont mais dans le pédoncule cérébral. Le nerf oculo-moteur du côté altéré par le tubercule était mince, gris et complètement atrophié, tandis que celui du côté opposé était tout à fait normal.

Observation XXVII. — Mendel. — Tuberkel im Hirnschenkel. — *Demonstration in der med. Gesellschaft zu Berlin (Klin. Wochenschr.,* 1885, Nr 29).

Garçon de 4 ans 9 mois qui eut d'abord du tremblement intentionnel du bras droit, ensuite de la faiblesse de la jambe droite, plus tard de la paralysie de l'oculo-moteur avec ptosis gauche et paralysie du facial et de l'hypoglosse du côté droit. La parésie du bras et de la jambe droite augmentèrent, le bras se contractura en flexion. Sensibilité. Réflexes. Fond de l'œil normal. Matité dans le poumon droit. 14 jours avant la mort qui survint environ un an et trois mois après le début de la maladie, paralysie de l'oculo-moteur droit sans paralysie de la moitié gauche du corps.

Diagnostic. — Tubercule du pédoncule cérébral gauche.

A l'autopsie, on trouva un tubercule d'une longueur d'à peu près

2 centimètres, d'une hauteur d'environ 1^{cm},25 siégeant à la partie moyenne du pédoncule cérébral gauche et s'étendant jusqu'au corps subthalamique.

La paralysie du nerf oculo-moteur commun droit était due à une méningite tuberculeuse circonscrite de l'espace interpédonculaire.

OBSERVATION XXVIII. — Dr RAMEY. — Sur un cas de paralysie alterne d'origine pédonculaire (*Revue de Médecine*, 1885, p. 489).

Célestin L..., 52 ans, entre à l'hôpital Saint-André de Bordeaux, service de M. le Pr Pitres, le 15 novembre 1883.

Pas d'antécédents héréditaires ni personnels. Le 19 octobre 1883 fourmillements .localisés aux faces dorsale et plantaire du pied droit, ils furent passagers, plus tard ils s'étendirent à tout le membre inférieur droit, au membre supérieur du même côté et à la moitié droite de la face. — Le 20 octobre, difficulté à écrire. — Le 25 octobre, petits mouvements convulsifs des doigts de la main droite. Ptosis gauche. Troubles de la vue de l'œil droit. Jambe droite plus faible rendant la marche pénible.

Le malade entre à l'hôpital le 15 novembre 1883. Taille moyenne. Embonpoint. Pas de fièvre. Appétit excellent. Grandes fonctions organiques s'accomplissent bien.

Hémiplégie droite totale sans contracture des muscles parésiés. Mouvements de la main droite lents et maladroits. Malade incapable d'écrire. La force de pression mesurée au dynamomètre égale pour la main droite 24 kilogrammes, pour la gauche 36 kilogrammes. Membre inférieur droit affaibli est traîné péniblement dans la marche.

Réflexes rotuliens sont exagérés des deux côtés également. Réflexe plantaire normal. Pas de trépidation épileptoïde.

Sensibilité paraît émoussée dans tout le côté droit du corps.

Température de la peau moins élevée à droite qu'à gauche. Sensation permanente du froid dans le membre supérieur droit. Pas d'atrophie musculaire des membres, pas d'adipose sous-cutanée.

La *face* est asymétrique, les plis sont effacés du côté droit (frontaux naso-géniens, mentonniers). Commissure labiale droite abaissée. Pas de déviation de la langue, pas d'aphasie. Rien du côté de l'ou*ï*e et du *goût*. Contact perçu, mais chatouillement et odeurs moins vivement perçus à droite qu'à gauche.

Examen des *yeux* par M. le Pr Badal. — *OEil gauche*. Paralysie de la troisième paire portant sur tous les muscles moteurs de l'œil, l'iris et le muscle ciliaire. Le releveur de la paupière supérieure est intact. Pas de rétrécissement du champ visuel. Acuité visuelle réduite à un demi, le réflexe irien est aboli, aspect ophtalmoscopique à peu près normal.

OEil droit. Paralysie des muscles droit supérieur, droit inférieur et droit externe, rétrécissement notable du champ visuel en dedans et en dehors. Acuité visuelle = un demi. Réflexe irien conservé. A l'ophtalmoscope on constate une atrophie manifeste du nerf optique avec choroïdité au pourtour de la papille. Pas de troubles manifestes de la vision des couleurs, ni d'un côté ni de l'autre. En présence de l'hémiplégie droite totale à début progressif accompagnée de paralysie de la troisième paire du côté gauche et d'hémianesthésie incomplète du côté droit, M. Pitres diagnostique une tumeur de la base de l'encéphale, siégeant dans le pédoncule cérébral gauche atteignant à la fois les faisceaux moteurs et sensitifs au-dessus de leur entre-croisement (hémiplégie et hémianesthésie droites) et le noyau d'origine ou le tronc même du nerf moteur oculaire commun gauche (paralysie de la troisième paire du côté gauche).

27 *novembre.* — Symptômes persistent, sauf les troubles de la sensibilité qui ont disparu. Réflexe testiculaire très fort des deux côtés.

11 *janvier.* — Parole difficile. Pas de vomissements, pas de troubles trophiques, pas de contracture.

12 *février.* — L'intelligence s'affaiblit rapidement. Ptosis gauche.

12 *mars.* — Réflexes rotuliens très exagérés des deux côtés. Trépidation épileptoïde très marquée à droite.

21 *mars.* — Malade hébété. Le ptosis gauche a disparu, mais la pupille du même côté est deux fois plus large que celle du côté opposé. Le malade déclare ne pas souffrir. Paralysie complète du bras droit qui est froid et de coloration rose carminée. Membre inférieur droit moins mobile que le gauche mais remue encore un peu. Trépidation épileptoïde à droite et à gauche. Pouls petit = 84. Langue saburrale. Pas de vomissements. Un peu de déviation conjuguée de la tête et des yeux vers le côté gauche.

21 *mars.* — Rougeurs de l'avant-bras droit avec œdème manifeste de la main du même côté. Pouls = 88. Le malade urine et défèque sous lui.

27-28 *mars.* — Coma. Résolution complète, la tête et les yeux sont toujours déviés vers le côté gauche.

Pas d'escarres fessières ou sacrées, mais vers la fin quelques ecchymoses aux deux pieds.

Décès le 29 mars 1884 à trois heures du matin.

Autopsie le 30 mars. Tuberculose pulmonaire. Organes génito-urinaires, cœur, foie et rein d'apparence normale. La rate est molle.

Moelle. — Petits corps étoilés sur la face externe de l'arachnoïde le long de la face postérieure de la moelle.

Encéphale. — La dure-mère congestionnée ne présente pas traces de pachyméningite.

La face externe de l'arachnoïde qui recouvre la convexité des hémisphères paraît saine.

L'arachnoïde qui recouvre l'espace perforé postérieur et le chiasma des nerfs optiques est parsemée de taches opalescentes, blanchâtres sans suppuration. Les artères de l'hexagone de Willis perméables, quelques îlots d'artério-sclérose.

Les nerfs moteurs oculaires communs traversent les portions épaissies de l'arachnoïde avec laquelle ils contractent des adhérences assez fortes. Au niveau de leur insertion, ils sont tous deux rougeâtres et légèrement ramollis; celui du côté gauche plus altéré que le droit, est rouge et ramolli dans une longueur de 1 centimètre environ. L'arachnoïde étant enlevée, on constate une teinte rouge avec adhérences de la pie-mère, dans la moitié postérieure de l'espace interpédonculaire; la pie-mère qui recouvre les pédoncules eux-mêmes se détache sans entraîner de sub·stance nerveuse. On s'aperçoit alors que le pédoncule est beaucoup plus volumineux que le droit: toute sa face interne est grise, translucide, et au niveau de la partie supérieure du pédoncule (dans le point situé au-dessus de la bandelette optique gauche) on constate une saillie arrondie manifestement indurée au doigt et qui paraît avoir le volume d'une noisette. Les bandelettes et les nerfs optiques, d'égal volume des deux côtés, ont leur consistance et leur coloration normales. Protubérance et cervelet sains.

Cerveau. — La pie-mère se détache facilement. Pas trace de lésions des circonvolutions, celles qui longent la scissure interhémisphérique sont plus rosées que les autres. Pas de dilatation notable des ventricules latéraux.

La *tumeur* est située dans l'étage supérieur du pédoncule gauche, au-dessus du locus niger de Sœmmering; elle a détruit en totalité la couche optique. Son extrémité postérieure arrive jusqu'au niveau du tubercule quadrijumeau qui est soulevé, mais respecté. La tumeur, du volume d'une amande, .est formée par l'agglomération de huit ou dix petites masses néoplasiques jaunâtres ayant chacune le volume d'un pois environ et réunies par une gangue d'un gris translucide qui les enveloppe de toutes parts. Chacune de ces petites masses présente une partie centrale caséeuse et une partie périphérique grise.

Examen microscopique de la tumeur. — La partie centrale des petites tumeurs est constituée par une masse amorphe dépourvue de vaisseaux. La zone périphérique est composée de tissu embryonnaire type. Vaisseaux sanguins remplis de globules rouges. Cellules géantes à la limite des deux zones. Les cellules embryonnaires sont arrondies ou fusiformes à noyau de 6 à 15 millièmes de millimètre munies d'une lame très mince .de protoplasma. Vaisseaux la plupart à paroi embryonnaire, bourrés de globules rouges avec un petit nombre de globules blancs. En somme, agglomération de tubercules massifs caséeux plongés dans une gangue commune embryonnaire.

Le nerf moteur oculaire commun droit est à peu près normal ; quelques fibres altérées peu nombreuses.

Le nerf moteur oculaire commun gauche est difficile à dissocier, la grande majorité des fibres est profondément altérée et presque complètement dépourvue de myéline. Beaucoup de fibres sont réduites à l'état de gaines vides. En plusieurs points les tubes nerveux altérés sont séparés les uns des autres par des amas de cellules embryonnaires ou migratrices dont quelques-unes renferment des gouttelettes de substance grasse nettement colorées par l'osmium.

Fibres saines très rares.

Moelle épinière ne présente pas d'altérations.

OBSERVATION XXIX. — AUDRY, WEILL et MONCORGÉ. — Tubercule de la protubérance et du pédoncule cérébral droit. — *Lyon médical,* 1888, n° 42, p. 217.

Garçon de 4 ans. Pas d'antécédents. Un mois et demi avant l'entrée à l'hôpital, accès convulsif qui aurait duré 10 minutes, la tête aurait été penchée à gauche. Depuis, léger ptosis gauche. Quinze jours après, nouvelle crise subite durant un quart d'heure, à la suite de laquelle la marche devint impossible, la parole se montra difficile. Pendant 48 heures, céphalée violente localisée surtout à la nuque.

A l'entrée, ptosis gauche sans autres troubles oculaires. Pas de paralysie des membres, cependant l'enfant ne peut se tenir debout. Réflexes rotuliens sont exagérés. Analgésie profonde. Sensibilité tactile conservée. Parésie du facial inférieur droit. Tremblement dans les mouvements volontaires des membres supérieurs, du gauche surtout. Incoordination des mouvements du membre supérieur droit. Intelligence saine. Céphalée occipitale. Vomissements quotidiens. Membres droits parésiés. Réflexes rotuliens exagérés, surtout à gauche. Réflexes plantaires diminués surtout à droite. Un mois après son entrée, l'enfant est très affaibli. Paralysie des sphincters.

Mort deux mois et demi après le début des accidents.

Autopsie. — Pas de méningite de la base. La protubérance est réduite à l'état d'une coque dont les parois ont un aspect ramolli et n'offrent plus la consistance du tissu nerveux. La coque blanchâtre a deux millimètres d'épaisseur. La cavité est pleine de grumeaux caséeux à moitié liquéfiés. Cette cavité se propage dans le pédoncule cérébral gauche, dont elle occupe la moitié de la hauteur et qui garde comme la protubérance un étui de tissu nerveux ramolli. Bulbe intact. Hydrocéphalie ventriculaire marquée. Quelques tubercules dans les poumons.

OBSERVATION XXX. — KRAFFT-EBING. — Eine diagnose auf Tumor in der Grosshirnschenkelhaubenbahn. — *Wiener kl. Wochenschrift*, 1889, 21 novembre.

La malade, âgée de 41 ans, vient de famille saine et fut toujours bien portante. Pas de syphilis acquise. En juin 1886, elle perd l'odorat par suite d'un coryza chronique. En juillet 1887, elle souffrit d'un gonflement indolore des lymphatiques. Le 1er novembre 1887, la patiente ressentit tout d'un coup une sensation de pesanteur dans les jambes. Céphalalgie violente. Vertiges. Douleur et tremblement dans les extrémités droites. Faiblesse dans le bras droit. Diplopie et ptosis bilatéral. Cependant celui de l'œil gauche disparut bientôt. A l'entrée, on constate : paralysie complète de l'oculo-moteur droit. Pouvoir olfactif = 0. A part cela, fonction des nerfs cérébraux intacte. Aux extrémités droites supérieure et inférieure, hyperalgésie. Aux extrémités gauches supérieure et inférieure, ataxie prononcée. Sur le côté droit du corps, la force musculaire est un peu diminuée et les réflexes profonds augmentés. Pas de perte du côté de la sensibilité. Les jours suivants : vertige rotatoire, hyperesthésie de la moitié droite de la figure. Papille de stase.

Diagnostic clinique : tumeur du pédoncule cérébral droit avec siège prédominant dans la région de la calotte. Plus tard paralysie oculo-motrice gauche. Mort le 27 février.

Autopsie. — On trouve au bord antérieur du pont de Varole et dans la région du tubercule quadrijumeau postérieur une nodosité de 13 millimètres de large sur 11 de haut qui remplace toute la région de la calotte et s'étend jusqu'à la ligne médiane entre les deux calottes. La tumeur, qui fut reconnue comme un tubercule, envahit la partie de la calotte des trois quarts postérieurs du pédoncule droit et tout le tubercule quadrijumeau droit antérieur. La paralysie oculo-motrice plaidait en ce cas en faveur d'une localisation basale et en particulier dans la calotte. Pour la tumeur dans les voies pédonculaires cérébrales plaidaient : la parésie des extrémités droites et l'augmentation des réflexes (lésion des voies volontaires et d'arrêt des réflexes du pied du pédoncule gauche) et l'existence d'une hémi-hyperalgésie droite (lésion des voies de la calotte gauche). Il est vrai que l'hémiplégie contra-latérale manquait, ce symptôme était remplacé par une hémi-ataxie gauche, phénomène plusieurs fois signalé dans les maladies de la calotte (Butt, Kahler et Pick). Krafft-Ebing pense qu'une hémi-ataxie croisée avec paralysie oculo-motrice doit faire penser à une lésion en foyer des voies de la calotte, du côté de la paralysie de l'oculo-moteur, dans le domaine du pédoncule cérébral.

Observation XXXI. — L. Bouveret et E. Chapotot. — Diplopie monoculaire dans un cas de tubercule des pédoncules cérébraux. — Lyon. *Revue de médecine*, septembre 1892, p. 728.

Benoite C..., 22 ans, domestique, admise à l'Hôtel-Dieu le 22 mai 1891. Pas d'antécédents héréditaires signalés. Ganglions cervicaux dans l'enfance. Pas de syphilis. En 1890, affection aiguë de la poitrine qui dure jusqu'en février 1891. Il y a deux mois, en mars 1892, la malade en se levant se sentit plus faible que de coutume dans tout le côté gauche. Ce fut le début d'une hémiplégie gauche qui existe encore aujourd'hui. Troubles oculaires mal définis par la malade. Maux de tête fréquents non continus survenant par accès. Vomissements biliaires sans efforts, coïncidant avec la céphalalgie et les vertiges.

A l'entrée la malade présente: une hémiplégie gauche incomplète, marche possible en traînant la jambe, mouvements du bras faibles et limités, parésie de la moitié inférieure de la face. Sensibilité affaiblie dans tous ses modes du côté gauche. Légère ptose de la paupière supérieure droite. Pas d'autre paralysie oculaire droite, mais du côté gauche tous les muscles moteurs oculaires sont plus ou moins intéressés. Les mouvements de l'œil gauche sont limités dans tous les sens, surtout en dehors et la pupille gauche est plus large que la pupille droite. Il y a donc paralysie du IIIe et surtout du IVe nerf crânien. Diplopie monoculaire de l'œil gauche. L'acuité visuelle ne paraît pas sensiblement diminuée. Cependant l'ophtalmoscope révèle à droite et à gauche une névrite optique déjà bien caractérisée. Le pouls est à 120. L'urine ne contient ni sucre, ni albumine.

17 *juin*. — Accès de convulsions à gauche surtout marqué dans le bras, lequel reste ensuite plus paralysé qu'avant. A la suite, état syncopal de 15 à 20 minutes.

18 *juin*. — Névrite optique plus marquée, plusieurs petites hémorragies le long des vaisseaux autour de la papille.

2 *juillet*. — Paralysie de la troisième paire à droite, dilatation de la pupille droite.

10 *juillet*. — Mouvements choréiques des membres droits. Ces mouvements disparaissent pendant le sommeil. Température à 40°. Abcès furonculeux de l'épaule.

17 *juillet*.— La fièvre a disparu. La paralysie de la troisième paire droite est plus prononcée. La paralysie faciale gauche est également plus marquée.

4 *août*. — Obscurcissement de l'intelligence. Tous les mouvements de la langue sont encore possibles.

1er *septembre*. — Abcès de la fesse gauche ouvert et drainé.

8 *septembre*. — Ophtalmoplégie interne et externe à peu près com-

plète des deux côtés. Hémiplégie gauche complète. Hémiplégie droite presque complète. Les mouvements choréiformes ont disparu depuis plusieurs jours. Intelligence très obscurcie. Respiration irrégulière.

17 *septembre*. — Mort.

Autopsie. — Lésions tuberculeuses anciennes et limitées aux sommets des deux poumons. Encéphale. Les artères et les méninges sont à l'état sain. Dans l'hémisphère gauche, petit tubercule du volume d'un noyau de cerise au niveau du pied de la deuxième frontale. Toutes les autres parties des hémisphères sont saines. Peu de liquide dans les ventricules. Sur la coupe des pédoncules apparaît une tumeur tuberculeuse. Elle est formée de deux masses caséeuses assez résistantes, saillantes sur la coupe du volume d'une noisette. L'une occupe le pédoncule droit qu'elle a détruit à peu près complètement, elle fait saillie vers la corne occipitale du ventricule latéral, s'avance jusque sous l'aqueduc de Sylvius où elle a détruit la substance grise, mais dépasse à peine le bord supérieur de la protubérance. L'autre masse caséeuse occupe la région médiane et postérieure de la surface de section des pédoncules s'étendant un peu dans le pédoncule cérébral gauche. Le plancher du IV° ventricule présente une injection vasculaire prononcée. Toutes les autres régions de l'encéphale sont à l'état sain.

Conclusion des auteurs : Il y a une diplopie monoculaire d'origine nucléaire ; elle serait due dans l'espèce à la destruction du centre qui préside à l'accommodation, centre situé à l'extrémité supérieure de la colonne grise des noyaux de la troisième paire.

OBSERVATION XXXII. — PAUL BLOCQ et L. MARINESCO. — Sur un cas de tremblement parkinsonnien hémiplégique symptomatique d'une tumeur du pédoncule cérébral. *Société de Biologie*. (Séance du 27 mai 1893.

Homme, 38 ans. Sans antécédents héréditaires ou personnels.

Il y a deux ans, raideur dans les mouvements et douleurs sourdes dans la région lombaire et dans les membres inférieurs. Il y a un an, engourdissement dans le côté gauche de la face et au bout des doigts de la main gauche. Raideur. Tremblement bien net depuis 6 mois.

Etat actuel. — Masque parkinsonnien. Tremblement rythmé régulier à oscillations peu étendues augmentant avec les mouvements, et généralement localisé à la main et au poignet du côté gauche. Position des bras analogue à celle de parkinsonniens. Léger tremblement du membre inférieur gauche. La volonté arrête un peu le tremblement. Le malade est entraîné en avant et un peu à gauche lorsqu'il marche. Affaiblissement et amaigrissement depuis quelques mois. Fourmillements dans la main gauche. Les douleurs des jambes sont moins fréquentes et moins violentes qu'il y a quelques mois. Sensibilité générale intacte. Le malade aurait eu de la diplopie transitoire. Le réflexe patellaire gauche est exagéré. Pas de trépidation spinale. Pas de sensation de chaleur. Fatigue générale. Le malade tousse depuis quelques mois.

A l'auscultation : signes de tuberculose pulmonaire.

Diagnostic : maladie de Parkinson unilatérale.

Autopsie. — Lésions avancées de tuberculose pulmonaire. Epidydimite tuberculeuse.

Rachis : Ostéite tuberculeuse de la première et de la deuxième vertèbre lombaire.

Pachyméningite de la dure-mère. Abcès par congestion.

Cerveau : rien d'anormal sauf une augmentation appréciable du volume du pédoncule droit due à la présence dans ce pédoncule d'une tumeur du volume d'une grosse noisette tendant à s'énucléer spontanément et entièrement comprise dans le pédoncule. Invisible à la surface du pédoncule, elle n'arrive pas jusqu'au pied et s'étend vers la partie interne et postérieure du pédoncule.

Examen histologique. — Pédoncules au-dessus de la tumeur. Pas d'altérations. Pédoncules au niveau de la tumeur. La tumeur est limitée par le pied du pédoncule, le pédoncule cérébelleux supérieur, les filets de l'oculo-moteur commun, les éléments du ruban de Reil (latéral ou inférieur). La tumeur intéresse en somme la substance de Sœmmering. Les éléments de la calotte refoulés ne sont pas dégénérés. Pas de dégénérescence d'aucune sorte ; les fibres du ruban de Reill sont raréfiés cependant dans la partie interne et supérieure.

Tumeur encapsulée composée d'une substance médullaire nécrosée, tissu granuleux jaunâtre. Une substance corticale composée de tissu conjonctif fusiforme, embryonnaire par places avec follicules tuberculeux nombreux et cellules géantes caractéristiques. Vaisseaux abondants à la périphérie. A la limite quelques cellules nerveuses saines ou altérées se voient au milieu des cellules embryonnaires. Vaisseaux entourés de manchon de cellules embryonnaires (artérite tuberculeuse).

Capsule : composée de tissu nerveux altéré, et à la périphérie de cellules nerveuses et de fibrilles.

Protubérance : bulbe et moelle complètement intacts.

OBSERVATION XXXIII. — J.-E. GREIWE. — Eïn solitärer tuberkel im rechten. Grosshirnschenkel. *Neurolog. Centralbl. XIII,* 1894.

Malade de 35 ans, phtisique ; depuis neuf mois faiblesse des membres du côté gauche avec exagération des réflexes tendineux ; plus tard parésie du facial et de l'hypoglosse gauches. Diminution de l'ouïe et de l'acuité visuelle avec névrite optique double, surtout à droite ; diplopie transitoire sans strabisme apparent.

Autopsie. — Tuberculose pleuro-pulmonaire ancienne. Cerveau : tubercules miliaires le long de la sylvienne droite. Dans l'étage supérieur du pédoncule cérébral droit, on trouve un tubercule gros comme une noisette envahissant la partie postéro-interne de la couche optique. Sur une coupe transversale passant au niveau du tubercule quadrijumeau postérieur, on constate que la partie interne et médiane de la calotte est entièrement détruite ; il ne persiste qu'un petit tractus blanc à la région supéro-externe. Le pédoncule cérébral gauche est intact. Au niveau du tubercule quadrijumeau antérieur le noyau rouge de la calotte est en partie détruit ainsi que toute la région s'étendant de ce noyau à la périphérie. Les racines de l'oculo-moteur sont intactes. La dégénérescence n'atteint pas l'étage inférieur.

Suit l'étude de dégénérescences secondaires du ruban de Reil, de la formation réticulaire de l'olive et du corps rectiforme droit. Faits analogues de Schrader, Spitkea et Meyer.

OBSERVATION XXXIV. — Von Dʳ PUTAWSKI. — Ein Fall von Tuberculum im rechten Hirnschenkel (*Gazeta lekarska* 1894, *n° 24. Polnisch*).

Homme de 33 ans, se plaint depuis deux ans de faiblesse générale, perte de l'appétit et toux. Depuis huit semaines il présente du *ptosis* droit. Depuis quinze jours de très violentes douleurs ont apparu dans la jambe droite. A l'examen on constate : du ptosis droit, dilatation de la pupille droite qui ne réagit que faiblement à la lumière. Paralysie des muscles droit interne et supérieur de l'œil droit. Sciatique droite. Tuberculose pulmonaire. A une période plus avancée de la maladie apparaît une parésie du bras gauche qui se transforme en paralysie ensuite. Pas de troubles sensitifs. Tous ces symptômes s'aggravèrent et le malade mourut.

A l'autopsie on trouva un tubercule solitaire du volume d'une grosse noix dans le pédoncule cérébral droit au niveau de son entrée dans le pont de Varole. Le siège et la nature de la tumeur avaient été cliniquement diagnostiqués.

OBSERVATION XXXV. — GALLOIS. — Tuberculose chez un enfant de 6 mois. — *Société des sciences médicales de Lyon,* février 1896. (*Lyon Médical,* 1896, p. 372).

Un garçon de 6 mois, dont le père est tuberculeux, est malade depuis 1 mois. Vomissements répétés. Convulsions, raideur du côté gauche, rotation de tête et yeux à droite. Paralysie faciale gauche. Contractures dans tout le côté gauche. Opisthotonos.

Mort le 3 février deux mois après le début.

Autopsie. — Tubercules nombreux dans le cervelet ; les pédoncules

cérébelleux, *les pédoncules cérébraux* du *côté gauche*, la couche optique et le corps strié du côté droit. La protubérance annulaire. Pas de
méningite.

Tubercules du poumon et ganglions mésentériques tuberculeux.

OBSERVATION XXXVI. — GALLOIS. — Tuberculose cérébrale, tubercule
solitaire des pédoncules cérébraux. (*Société des sciences médicales*.
Lyon, 1897).

Le 19 avril 1897 entrait à la crèche, service de M. Colrat, un enfant
de 8 mois, présentant de l'ophtalmoplégie et du nystagmus. Cet enfant
était malade depuis six semaines, poussait fréquemment des cris plaintifs
et semblait souffrir de la tête où il portait fréquemment les mains. On
n'avait observé ni vomissement, ni constipation. En l'examinant, on
constatait du ptosis de la paupière gauche, du strabisme externe des deux
yeux et un léger nystagmus transversal. Les pupilles régulières, non
dilatées, réagissaient bien à la lumière. La fontanelle antérieure large-
ment ouverte n'était nullement tendue. Le poumon, le cœur, n'offraient
rien d'anormal à l'examen, le foie et la rate étaient volumineux. Les
urines ne contenaient pas d'albumine. La température oscillait entre
38° et 39°. Après quelques journées de séjour, l'enfant succombait. Le
diagnostic porté avait été : tumeur siégeant au niveau des pédoncules
cérébraux et n'ayant intéressé que les noyaux d'origine ou les fibres du
nerf moteur oculaire commun.

A l'*autopsie* on reconnut que les méninges étaient intactes et qu'aucune tumeur ne faisait saillie à l'extérieur. Une coupe médiane, faite au
niveau des pédoncules, a montré un tubercule du volume d'une noisette
siégeant à la même hauteur que les tubercules quadrijumeaux et occupant à peu près toute l'épaisseur du pédoncule. Les portions latérales
n'étaient pas envahies. Toutefois la lésion s'étendait davantage du côté
gauche que du côté droit. La partie supérieure du tubercule arrivait
au voisinage de l'aqueduc de Sylvius. D'autres sections portées en
différents points du bulbe ou de la protubérance ont montré l'intégrité
des tissus.

OBSERVATION XXXVII. — PROSPER MERKLEN ET BEAUJARD. — Tumeur
pédonculaire tuberculeuse. — *Bulletins de la Société anatomique*,
décembre 1898, p. 735.

Homme de 35 ans. *Mars* 1898. — Inhabileté et parésie du bras et de la
jambe gauches sur lesquelles le traitement spécifique n'eut aucune prise.

Avril. — M. Ballet diagnostique une tumeur de l'isthme de l'encéphale.
Hémiparésie gauche. Rire et pleur spasmodique. Ptosis temporaire droit.
Amélioration fin juin.

Fin octobre. — Jambe gauche de nouveau affaiblie, marche difficile. Céphalalgies violentes.

11 *novembre.* — Céphalalgie tenace diurne et nocturne rebelle à tout traitement avec longs paroxysmes qui arrachent des cris au malade. Vomit peu et avec efforts. Pas de vertiges, pas de convulsions. Ne peut faire un pas sans tomber. La force musculaire est diminuée dans les membres gauches. Sensibilité intacte. Réflexes patellaire du poignet et du coude exagérés. Pas de tremblement.

Diplopie. Pas de signe d'Argyl Robertson, pas d'inégalité pupillaire. Céphalalgie croissante. Pupille droite dilatée, globe oculaire saillant. Diplopie disparaît, puis reparaît à la fin. Torpeur.

Le 20 novembre. — Délire très violent et mort.

Autopsie. —· Tubercule du volume d'une grosse noisette assez régulièrement rond, de coloration vert pâle, siège au centre du pédoncule droit. Le bacille de Koch y a été constaté. Tuberculose pulmonaire.

Observation communiquée par le Dr E. Ausset, professeur agrégé, chargé de la Clinique des maladies des enfants à l'Université de Lille.

OBSERVATION XXXVIII. — Car... Cécile, âgée de 7 ans, entre dans le service de M. le P^r agrégé Ausset, à l'hôpital Saint-Sauveur de Lille, le 6 avril 1899.

Nous ne possédons aucun renseignement sur les antécédents héréditaires de cette malade. Il s'agit, en effet, d'une enfant assistée du département, dont le père et la mère sont inconnus. Tous les renseignements que nous avons pu obtenir nous viennent d'une femme qui l'a adoptée depuis 19 mois. A cette époque elle était, paraît-il, en parfaite santé, intelligente, ayant bon caractère, et depuis lors elle avait commencé à apprendre à lire et à écrire.

Le début de la maladie qui l'amène à l'hôpital remonterait à 6 mois. L'entourage de l'enfant s'est d'abord aperçu que les yeux de l'enfant commençaient à se dévier, et qu'il y avait un peu de strabisme ; en même temps existaient de violents maux de tête et de temps à autre des épistaxis. Malgré cela, l'état général de l'enfant restait bon et l'enfant se nourrissait très bien.

Bientôt on s'aperçut que la main droite devenait malhabile et qu'il y avait un *tremblement* très manifeste à l'occasion de tous les mouvements voulus ; ainsi, au moment de porter un verre à la bouche, l'enfant présentait un tremblement à grandes oscillations et renversait souvent une partie du contenu du verre. En même temps, la force diminuait dans le membre supérieur droit.

Il y a un mois que l'on a observé que la marche devenait difficile et que le membre inférieur droit fonctionnait mal. Mais un peu avant, il y a deux mois environ, l'entourage avait remarqué que le langage devenait difficile et peu net. Il n'y aurait jamais eu de convulsions.

Ce qui frappe à première vue, quand on examine l'enfant, c'est son faciès, si particulier qu'il attire incontestablement le premier l'attention. En effet, elle semble à moitié endormie, et, au repos, dans son lit, les paupières sont demi-tombantes, et on a l'aspect du faciès d'Hutchinson. Si on interpelle cette malade et qu'on lui dit de nous regarder, on voit qu'elle rejette immédiatement la tête en arrière afin de mettre ses yeux dans la situation nécessaire à la vision. Il existe, en effet, une paralysie d'un certain nombre de muscles moteurs des yeux et des paupières.

A gauche, la paupière tombe plus bas qu'à droite, elle recouvre à peu près complètement la pupille. A droite, la chute est moins accentuée, la paupière a encore quelques légers mouvements de relèvement. L'œil droit regarde à peu près en face de lui ; à gauche, la déviation est accentuée, il existe un strabisme externe de 25°.

Si on essaie de faire mouvoir les yeux, on s'aperçoit que les globes oculaires ont encore quelques légers mouvements latéraux, mais qu'il y a une parésie des plus manifestes, que ces mouvements latéraux sont très minimes et s'accompagnent en tous les cas d'un peu de tremblement nystagmiforme. Les mouvements d'abaissement et de relèvement des globes oculaires sont nuls, tout au plus peut-on dire qu'à droite il existe une ébauche de ces mouvements.

La pupille gauche est un peu plus dilatée que la droite ; mais les réflexes lumineux et d'accommodation sont normaux. Il n'y a pas de diplopie ni de dyschromatopsie.

L'examen du fond de l'œil, pratiqué dans le service de M. le Pr de Lapersonne nous montre un léger degré de névrite optique surtout prononcée à droite.

Il a été impossible de mesurer l'acuité visuelle, l'enfant répondant très mal.

En résumé, de ces signes il résulte que la petite malade a une *paralysie du moteur oculaire commun gauche* et une *parésie du même nerf du côté droit*. La paralysie musculaire porte à gauche, surtout sur le releveur de la paupière supérieure, le droit interne, le droit supérieur et un peu le droit inférieur. La parésie porte à droite surtour sur le releveur et le droit interne.

Mais ce n'est pas tout, et notre petite malade présente d'autres phénomènes intéressants à examiner.

Sa *face* est asymétrique et si son masque physionomique est d'une façon générale très peu mobile, le côté gauche se meut très bien quand on le lui demande, mais les muscles innervés par le facial inférieur droit sont paralysés? En effet, le sillon naso-labial droit est totalement effacé et la commissure gauche semble tirée en haut. Quand on fait rire l'enfant, cette asymétrie est bien plus visible, et l'on constate nettement la paralysie presque complète de tout le facial inférieur droit.

L'enfant ne sait ni siffler, ni souffler.

La *langue* est légèrement déviée sur la droite; il n'existe pas d'atrophie des muscles, et cependant l'enfant semble avoir un peu de peine à la mouvoir. D'ailleurs, lorsqu'elle mange, cette parésie linguale se manifeste nettement, les aliments ne sont pas ramenés par la langue, ils se logent entre les sillons des joues et des gencives et s'écoulent en partie au dehors. La parole n'est pas scandée, mais elle est très lente, beaucoup de syllabes sont prononcées très difficilement. Il n'y a pas la moindre aphasie, mais il existe de la *dysarthrie* très accentuée. Les lèvres sont saines, normales. La voix est normale, il semble ne rien y avoir du côté des muscles laryngés.

Il existe une *parésie* très manifeste du *membre supérieur droit* dont elle ne se sert pas habituellement et si on lui commande de mettre la main droite sur la tête, elle n'y arrive que très lentement et avec beaucoup de difficulté. A gauche, ce mouvement s'exécute très bien ; en outre, dans tous les mouvements exécutés, il ne se produit pas de tremblement. On s'aperçoit encore mieux de cette parésie musculaire en se faisant serrer la main; on constate alors que la force de la main droite est presque nulle.

Couchée, cette enfant parvient à remuer son *membre inférieur droit*, quoique péniblemeut et très lentement. Si on la fait marcher, on constate immédiatement que la *démarche* est *incertaine, ébrieuse, titubante*; de plus, elle *fauche,* comme les hémiplégiques et traîne la plante du pied droit. D'ailleurs, elle peut à peine marcher sans être soutenue, aussi recherche-t-elle surtout son lit, et on ne la voit presque jamais debout dans le courant de la journée.

Le *réflexe* patellaire est un peu exagéré à droite. Il n'y a pas de trépidation épileptoïde. Le réflexe cutané plantaire semble aboli à droite et normal à gauche.

Il y a un très léger degré d'*atrophie* peu marquée, il faut bien le dire, du côté du membre inférieur droit : le mollet droit mesure 0^m,205 de circonférence, le gauche 0^m,21, la cuisse droite 0^m,31, la cuisse gauche 0^m,32. Les membres supérieurs sont égaux.

La peau est un peu épaissie sur toute la surface du corps ; elle donne assez la sensation d'unè *peau œdémateuse.*

La *sensibilité* générale est *intacte* dans tous ses modes. L'ouïe semble intacte, autant qu'il est permis de l'apprécier chez cette malade qui répond assez mal à toutes les questions ; aussi le goût et l'odorat ont été également explorés d'une façon défectueuse.

L'enfant a peu d'appétit. D'ailleurs, comme il a été dit plus haut, elle mange difficilement, une partie des aliments ne peuvent être saisis par la langue et sont rejetés au dehors.

Tous les autres appareils sont sains. Pas d'albumine dans les urines. Bon état général.

Tel était l'état de la malade le 28 avril 1899, époque à laquelle elle fut présentée par le Pr Ausset à la Société centrale de Médecine du Nord. A partir de cette époque, les symptômes s'aggravèrent progressivement et rapidement. Le 17 mai la langue était totalement paralysée, les lèvres également, de sorte qu'à peine introduits dans la bouche les aliments retombaient par les commissures labiales. La voix commençait à s'affaiblir et l'enfant ne faisait plus entendre que quelques sons plaintifs. Toute articulation de syllabe était devenue impossible. L'alimentation devait se faire à la sonde.

Jusqu'à la fin aucun trouble de la sensibilité ne fut constaté, et la malade retira toujours les membres que l'on pinçait. Jamais l'enfant ne se plaignit. Les troubles paralytiques des membres droits et de la face du même côté s'étaient aggravés sans jamais atteindre la paralysie motrice complète. Le facial supérieur droit était intact.

Pas de troubles respiratoires ou circulatoires qui soient à noter. Rien dans les urines. Dans les derniers temps, la malade ne réagissait plus d'aucune façon. Gatisme. Inertie complète.

La température prise tous les jours et qui était restée à la normale monta le jour de la mort à 40°,6.

Décès le 31 mai 1899, 8 mois après le début de la maladie.

Autopsie. — Examen histologique. — Faits par nous, sous la direction de M. le Pr Curtis, professeur d'anatomie pathologique à l'Université de Lille.

L'*autopsie* est pratiquée 24 heures après la mort.

La boîte crânienne ouverte, la dure-mère qui présente l'aspect normal est incisée, on constate alors un œdème sous-arachnoïdien assez considérable ; toutefois un examen minutieux ne révèle aucune trace de méningite tuberculeuse, il n'y a pas de granulations visibles à l'œil nu. Le cerveau apparaît volumineux, distendu en quelque sorte et la palpation permet de constater une véritable fluctuation au niveau de chacun des hémisphères ; cette fluctuation paraît due à la distension des ventricules latéraux. L'encéphale est ensuite extrait cependant qu'une grande quantité

de liquide céphalo-rachidien s'en écoule, les ventricules latéraux étant ainsi
à demi vidés du liquide qui les distendait les hémisphères paraissent
moins volumineux. La base de l'encéphale au niveau de laquelle nous ne
trouvons pas plus qu'à la convexité de traces de méningite tuberculeuse,
nous présente néanmoins d'importantes modifications. Le plancher du
troisième ventricule apparaît extrêmement distendu, il fait saillie en
forme de dôme et déforme complètement la région avoisinante. Le chiasma
optique refoulé en avant a pris une forme rubanée, aplati qu'il est sur la
paroi ventriculaire ; il forme en quelque sorte une bride qui s'est opposée
à la distension du ventricule. Nous pourrons en dire autant des bandelettes optiques qui sont soulevées et aplaties. En arrière, les pédoncules
cérébraux ont été refoulés également.

Les nerfs de la 3ᵉ paire que nous voyons émerger à ce niveau présentent ce fait intéressant que celui du côté gauche est d'un volume deux
fois moindre que celui du côté doit.

La paroi ventriculaire ainsi distendue est lisse et c'est à peine si on peut
encore distinguer dans sa partie postérieure les tubercules mamillaires.
Avant l'écoulement du liquide céphalo-rachidien, la paroi ventriculaire
était rénitente et la palpation y révélait une fluctuation fort nette.

L'isthme de l'encéphale est séparé du cerveau. Nous constatons alors
que les pédoncules cérébraux qui, avant leur section, ne trahissaient
aucune altération, paraissent occupés par un néoplasme qui semble siéger
surtout dans la région de la calotte, à droite particulièrement. Sur une
section vertico-transversale passant par la partie moyenne du pédoncule
cérébral d'une part, et par le milieu du tuberculé quadrijumeau antérieur
d'autre part, l'aspect est le suivant : le néoplasme de forme assez régulièrement arrondie est en quelque sorte encastré dans les pédoncules n'atteignant en aucun point leur périphérie ; c'est, nous l'avons dit, à la région
de la calotte, à droite surtout qu'il est localisé. Son aspect est gélatineux,
sa couleur grisâtre ; il est marbré de petites taches plus brunes, particulièrement nombreuses dans sa partie supérieure droite. Le tissu néoplasique est homogène, résistant au toucher dans toute son étendue et
beaucoup plus dur que le tissu nerveux environnant. Les limites de cette
tumeur ne semblent pas absolument tranchées et l'on en voit la teinte
grise se dégradant à mesure qu'on approche des régions présumées saines ;
c'est dire qu'il n'existe pas de trace d'une capsule quelconque limitant la
tumeur. Nous constatons cependant une certaine tendance qu'a la tumeur
à se séparer du tissu sain dans la région inférieure droite de la calotte
particulièrement.

La région des tubercules quadrijumeaux paraît indemne, de même le
pied du pédoncule et en général toutes les parties superficielles de la
région.

L'aqueduc de Sylvius a été distendu par l'excès de liquide céphalo-

rachidien vers son embouchure ventriculaire supérieure, il paraît plutôt
rétréci et comprimé vers son embouchure dans le quatrième ventricule.

Après durcissement, nous avons pu constater sur une série de coupes
vertico-transversales que la tumeur du volume d'une noix s'étendait
dans la calotte de l'extrémité supérieure de la protubérance annulaire
jusqu'à la région sous-optique empiétant même un peu sur cette région
du côté droit ; au niveau des tubercules quadrijumeaux postérieurs nous
la voyons s'étendre davantage du côté de l'aqueduc de Sylvius ; la masse
est dans cette dernière région prédominante du côté gauche ; de sorte
que la tumeur, bien qu'occupant en réalité toute la partie centrale des
deux pédoncules, s'étend obliquement d'arrière en avant de la calotte du
côté gauche à la région sous-optique droite.

Un examen attentif de l'encéphale permet d'affirmer que notre tumeur
est solitaire. Nous avons pu, au cours de cet examen, constater une
augmentation notable des cavités ventriculaires, latérales.

L'autopsie complète a été pratiquée et il n'a pas été possible de décou-
vrir de lésions tuberculeuses ou autres dans aucune autre région du
corps.

Le matériel placé dans le formol a été préparé ensuite selon les méthodes de Weigert pour l'étude de la myéline et de la névroglie, selon la
méthode de Marchi pour l'étude des dégénérescences des pédoncules et
des nerfs crâniens.

La *nature* de la tumeur nous a tout d'abord intéressé.

Coupe passant par la tumeur. — Coloration à l'hématoxyline et au
Van Gieson.

Sur cette coupe à un faible grossissement le tissu sain tranche sur les
bords du néoplasme par son aspect transparent et homogène. Toute la
masse néoplasique apparaît sous forme d'un tissu formé d'une série
d'îlots arrondis ou à contours irréguliers peu colorés et séparés les uns
des autres par des traînées irrégulières, anastomosées, plus fortement
colorées par l'hématoxyline.

A un grossissement un peu plus fort toutes ces traînées se montrent
formées par des agglomérations de leucocytes, de telle sorte qu'on peut
dire qu'à première vue le néoplasme se compose d'îlots de tissu séparés
par une énorme infiltration de leucocytes.

Avec un grossissement plus considérable, on constate que les traînées
leucocytaires répondent très régulièrement à la section de vaisseaux et
que toute la tumeur est constituée par un lacis vasculaire entouré d'une
énorme infiltration de leucocytes et limitant des îlots dans lesquels on
trouve des éléments spécifiques. En effet, tous les îlots qui paraissent
incolores au faible grossissement se montrent constitués maintenant par
des amas de *cellules épithélioïdes* qui par places se fusionnent en plaques
plus étendues.

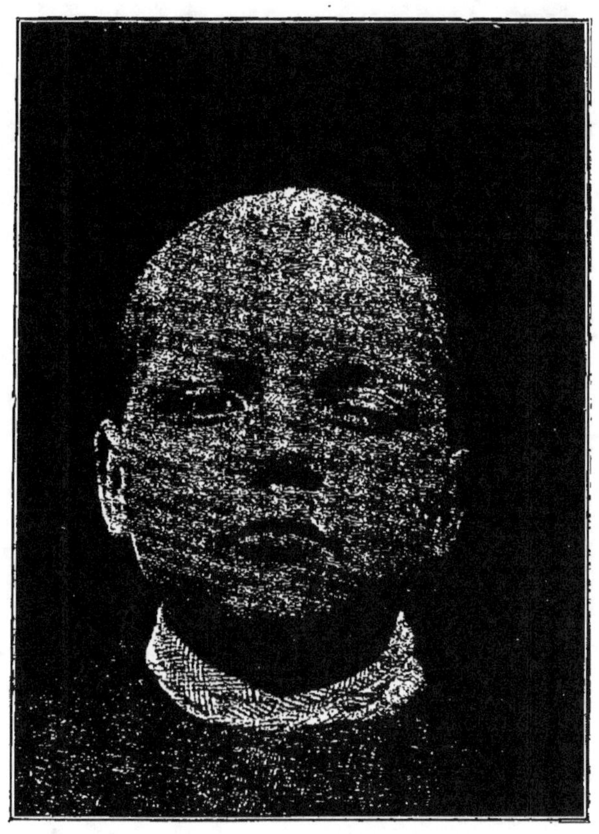

Observation XXXVIII.

GEORGES CARRÉ et C. NAUD, Éditeurs.

Ces amas renferment à leur centre des cellules géantes absolument typiques, de telle sorte que tout le néoplasme apparaît comme un immense agrégat de petits follicules tuberculeux primitifs.

Follicules. — Ce qui est remarquable, c'est le nombre énorme des masses folliculaires. Avec un grossissement de 60 diamètres on en compte au moins une douzaine dans le champ de microscope. La plupart renferment une cellule géante unique; mais dans beaucoup la coupe a passé en dehors du plan de section de cet élément et ne laisse voir alors que les cellules épithélioïdes.

Les *cellules géantes* sont très volumineuses, mesurent jusque 40 et 50 μ et la plupart présentent une disposition absolument géométrique des noyaux en couronne périphérique.

La zone de *cellules épithélioïdes* est partout parfaitement distincte. Quant à la région de cellules embryonnaires elle est parcourue par des *fibrilles* très ténues qui se disposent en zones concentriques au voisinage des follicules et suivent un peu plus loin la direction générale des vaisseaux intermédiaires. Ces fibrilles par leurs ondulations, leurs anastomoses et leur coloration rouge intense par le Van Gieson apparaissent comme étant évidemment de nature conjonctive, elles proviennent des gaines vasculaires dissociées par la diapédèse.

Vaisseaux. — Ils sont la plupart gorgés de sang, ils ne présentent aucune altération notable. Les gaines périlymphatiques ne sont plus visibles, noyées qu'elles sont dans l'infiltration de cellules embryonnaires.

En un point le tissu change d'aspect, se colore en une teinte rose homogène, on reconnaît qu'il s'agit là d'un *foyer de nécrose* très étendu dans lequel toute coloration nucléaire disparaît. D'autres foyers analogues, moins étendus cependant, se trouvent disséminés dans le foyer néoplasique.

Dans cette coupe on voit donc tous les attributs d'une *néoplasie tuberculeuse infiltrée dans le tissu nerveux le long des voies vasculaires.*

Bien que les caractères précédents nous eussent donné la quasi certitude de la nature tuberculeuse de notre tumeur, nous avons voulu par la coloration du bacille trancher la question de façon certaine. Par la méthode de Ziehl, nous avons pu dans quelques cellules géantes colorer des bacilles tuberculeux. Nous ne les y avons point trouvés en grande abondance, deux, trois au plus dans la même cellule.

C'est par conséquent à un *tubercule* des pédoncules cérébraux que nous avons affaire.

TOPOGRAPHIE DE LA TUMEUR. — Sur une coupe vertico-transversale passant par la partie moyenne des tubercules quadrijumeaux antérieurs et par le lieu d'émergence de la 3e paire (fig. 1), coupe colorée par l'hématoxyline de Weigert, on constata déjà à l'œil nu que la presque totalité

de la coupe est occupée par la tumeur, celle-ci colorée en jaune brun
ressemble assez à un nodule logé dans la partie moyenne des pédoncules
cérébraux. En haut, les tubercules quadrijumeaux tranchent par leur
transparence sur la masse sombre de la tumeur. La partie de la coupe
répondant à l'aqueduc de Sylvius fait défaut. Le mauvais état de cette
région n'ayant point permis de la comprendre dans la préparation, mais
la zone sous-jacente à l'aqueduc est conservée et ne semble pas envahie
par la tumeur. Latéralement et en bas les fibres à myéline du pied du
pédoncule colorées en brun par l'hématoxyline délimitent assez nettement
la tumeur de ce côté. On remarque en outre que la partie médiane de la

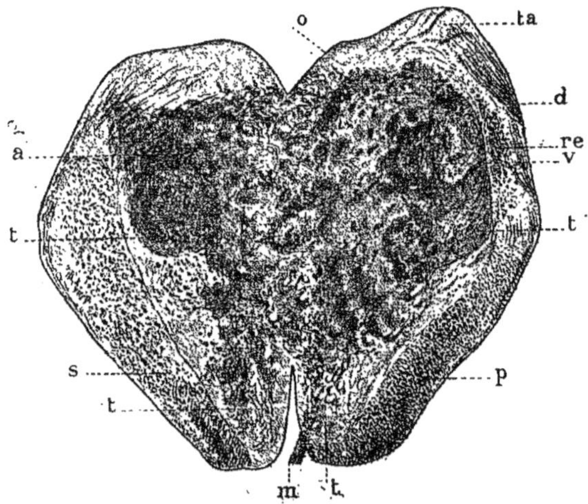

Fig. 1. — *Coupe passant par la partie moyenne des tubercules quadrijumeaux antérieurs*. Coloration de Weigert pour la myéline. (Détails dessinés avec
l'oculaire 3, l'objectif BB de Zeiss.).

ta, tubercule quadrijumeau antérieur ; *d*, bras du tubercule ; *re*, partie externe du ruban de
Reil ; *v*, vaisseau gorgé de sang, entouré d'une zone dense de cellules embryonnaires ; *t*, tumeur ;
p, pied de pédoncule ; *m*, faisceau du moteur oculaire commun ; *a*, amas sanguin épanché dans
le tubercule ; *o*, région désagrégée par la distension de l'aqueduc ; il est imposible de retrouver
les parois de ce dernier ; *s*, portion du pied du pédoncule gauche où les fibres sont clairsemées.

calotte est occupée par quelques faisceaux nerveux colorés par l'hématoxyline qui représentent une partie des filets nerveux de la 3e paire
enclavés dans la masse tuberculeuse. Les dimensions de la tumeur sont
les suivantes: largeur à la partie moyenne de la calotte, 25 millimètres ;
hauteur, 23 millimètres.

A un grossissement moyen, on constate que la tumeur a totalement
envahi la région de la calotte. Toute la partie occupée par la substance

réticulaire, par le noyau du moteur oculaire commun, le faisceau longitudinal, le noyau rouge, le pédoncule cérébelleux supérieur est remplacée par un tissu tuberculeux très dense auquel aucun élément nerveux n'est mêlé. Dans la partie médiane de la calotte nous retrouvons quelques faisceaux de fibres verticales appartenant aux nerfs de la 3e paire, ces faisceaux intimement mêlés aux éléments du tubercule présentent encore quelques fibres intactes, d'autres, quoique prenant encore un peu l'hématoxyline, présentent manifestement un degré plus ou moins avancé de dégénérescence. A part cette dernière exception il ne reste plus aucun élément nerveux dans la région de la calotte occupée, ainsi que nous l'avons vu plus haut par un tissu tuberculeux typhique ne contenant pas d'élément étranger.

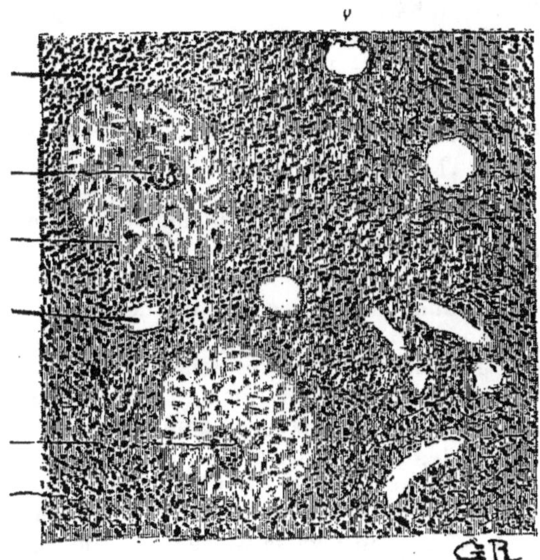

Fig. 2. — *Coupe du tubercule* (oculaire 3, objectif F. Zeiss)

cg, cellule géante ; *ft*, follicule tuberculeux; *ce*, cellules embryonnaires ; *v*, vaisseau; figuré ici en blanc, il est comme tous les autres gorgé de globules sanguins.

On distingue dans la région supérieure gauche du tubercule un petit foyer hémorragique représenté sur la figure 1.

Il n'en est pas de même à la *périphérie* où, comme l'examen macroscopique nous le faisait pressentir, la tumeur n'offre pas de limites bien tranchées avec le tissu nerveux qui l'environne.

Nous étudierons cette zone de transition à la limite supérieure puis à

la limite inférieure du néoplasme sur des coupes colorées tantôt à l'hématoxyline et au Van Gieson, tantôt par les méthodes de Weigert pour la
myéline et la névroglie.

Dans la région supérieure il n'existe, à proprement parler, aucune
limite et les éléments leucocytaires d'abord moins denses ne constituent
bientôt plus autour des petits vaisseaux qu'un manchon plus ou moins
volumineux duquel partent de petites traînées de cellules rondes. Celles-
ci sont alors mélangées aux cellules nerveuses plus ou moins altérées.
C'est ainsi que la partie supérieure du noyau de la 3ᵉ paire et les cellules
de la substance grise qui entoure l'aqueduc de Sylvius sont plongées au
milieu d'éléments embryonnaires, ces éléments nerveux plus ou moins
altérés sont gonflés, globuleux, sans prolongements. Quelques-unes de
ces cellules ne sont plus que des sphères homogènes, d'autres ont leur noyau
aplati, refoulé à la périphérie.

Il n'existe plus dans la région de fibres à myéline colorées, plus de
traces de la racine descendante du trijumeau.

A mesure qu'on s'élève et approche des tubercules quadrijumeaux, les
cellules embryonnaires se raréfient, si bien que cette dernière région est
complètement indemne, tout au plus les quelques vaisseaux qui la parcourent sont-ils gorgés de sang.

On voit par conséquent que de ce côté, du moins, le tubercule s'infiltre
purement et simplement dans le tissu nerveux, lequel en aucun endroit
n'est refoulé ni ramolli.

Il n'en est pas absolument de même à la limite inférieure du néoplasme,
à un faible grossissement, on constate déjà à ce niveau que la partie con-
tiguë à la tumeur est constituée par des zones stratifiées appliquées en
quelque sorte sur la convexité de la tumeur, cette disposition indique
bien que ces parties ont été refoulées par le tubercule. Elles sont un peu
différentes selon le côté que l'on considère. A gauche, cette zone est
beaucoup plus restreinte qu'à droite, car le tissu tuberculeux compact y
approche davantage du pied du pédoncule, mais la constitution est la
même des deux côtés. A un fort grossissement on voit de fines fibrilles
rigides parallèles entre elles, tassées en certains points, formant en d'autres
de petits pelotons qui constituent en quelque sorte la trame de ces bandes
de refoulement.

La méthode de Weigert nous a permis de prouver la nature névroglique
de ces fibrilles. Au milieu d'elles sont disséminées de nombreuses cellules
nerveuses, de formes diverses arrondies ou pyriformes et provenant du
locus niger dont la place est occupée par ce tissu refoulé. De plus, au
milieu de la névroglie et des cellules nerveuses se trouvent de nombreuses
fibres à myéline dont la majorité a une direction longitudinale. Devons-
nous considérer ces fibres comme les vestiges du ruban de Reil médian ?
C'est ce que nous ne pouvons affirmer. Ajoutons que se trouvent égale-

ment mélangées à ces différents éléments des cellules embryonnaires qui marquent comme la première étape de l'invasion du tubercule.

En somme, à ce niveau, aussi bien à droite qu'à gauche, se trouve entre le pied du pédoncule cérébral et le tubercule une zone de refoulement formée de bandes stratifiées qui contiennent les vestiges plus ou moins altérés du ruban de Reil médian et du locus niger de Sœmmering.

De sorte que les seules parties réellement *conservées* sont le ruban de Reil latéral et le *pied du pédoncule*, encore devons-nous faire remarquer que le pied du pédoncule cérébral gauche présente un certain amoindrissement du nombre de ses fibres.

Sur des coupes passant par la partie moyenne des tubercules quadrijumeaux postérieurs et l'extrémité inférieure des pédoncules cérébraux, on constate que le tubercule occupe à peu près la même situation que plus haut; il empiète cependant un peu plus sur les parties supérieures de la calotte, et nous le voyons maintenant encadrer en quelque sorte l'aqueduc de Sylvius dont le bord inférieur s'enfonce comme un coin dans le tissu tuberculeux. D'autre part, la tumeur envoie des traînées embryonnaires entre les faisceaux de fibres du pied du pédoncule cérébral gauche, et elle refoule à ce niveau les éléments du ruban de Reil médian que l'on retrouve diminués en nombre et englobés en partie dans le néoplasme.

Sur les coupes de la *protubérance*, le tubercule a disparu, mais les vaisseaux de la région littéralement gorgés de globules sanguins, leur gaine surdistendue par des leucocytes, la présence enfin d'un petit follicule tuberculeux attestent bien la présence d'un tubercule voisin.

Jusque dans le *bulbe*, tout l'appareil vasculaire trahit par sa réplétion la gêne circulatoire de toute cette région.

En *résumé*, un tubercule solitaire du volume d'une noix siège dans la calotte des pédoncules cérébraux et en a détruit ou altéré la plupart des éléments. Le ruban de Reil latéral est dissocié mais non détruit, quelques filets de l'oculo-moteur commun sont conservés; enfin le ruban de Reil médian et le locus niger de Sœmmering refoulés et en partie englobés dans le tubercule constituent une zone stratifiée où persistent encore des fibres à myéline séparant le tubercule du pied du pédoncule cérébral droit qui est sain, du pied du pédoncule cérébral gauche légèrement altéré.

Dégénérescences secondaires.

La recherche des *dégénérescences secondaires* a été l'objet de toute notre attention.

La destruction à peu près complète des *noyaux de l'oculo-moteur commun* a entraîné la dégénérescence des nerfs, dégénérescence inégale, puisque, ainsi que nous l'avons vu, l'un des nerfs, le gauche, était sensiblement moins volumineux que le droit. La méthode de Marchi nous a permis de constater leur dégénérescence. (Nous avons représenté dans la figure 3 les différents types d'altération que nous y avons rencontrés.)

Certaines fibres, probablement les dernières frappées par le processus dégénératif, sont complètement revêtues par un manchon myélinique noir dont la forme est encore conservée; mais dans la plupart des autres la myéline est ramassée en boules tantôt volumineuses, tantôt au contraire très fines, bien colorées en noir par l'acide osmique. Le cylindre-axe est également altéré, mais dans un moins grand nombre de fibres que la myéline; tantôt régulièrement renflé, il présente en d'autres points un aspect moniliforme ou encore l'aspect dentelé dit en dent de scie, enfin dans d'autres fibres l'altération est plus avancée encore et l'aspect est le suivant:

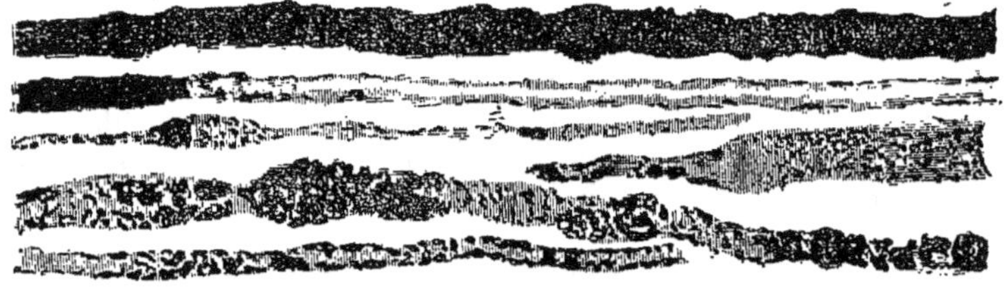

Fɪɢ. 3. — *Quelques filets nerveux de l'oculo-moteur commun en dégénérescence plus ou moins avancée :* méthode de Marchi (Oculaire 3, objectif F Zeiss.)

Sur une certaine longueur le cylindre-axe, quoique continu, est d'une extrême irrégularité, tantôt dentelé, tantôt étranglé au point de ne plus présenter qu'un extrême minceur ; enfin, après un renflement, il s'interrompt et sur un court espace la gaine est absolument vide ; un peu plus loin se trouve dans la gaine un fragment de cylindre-axe isolé, arrondi aux deux extrémités. L'étude de ces altérations cylindre-axiles est surtout commode là où la myéline a presque complètement disparu, il ne reste que quelques petites boules noirâtres, le cylindre-axe se fragmente, ses fragments qui semblent plus clairs que le cylindre-axe sain disparaissent à leur tour et la gaine se vide.

On trouve un certain nombre de gaines ainsi vidées dans nos deux nerfs oculo-moteurs, dans le gauche particulièrement (1).

---

(1) Ces recherches ont été faites en colorant le cylindre-axe à l'aide de la fuchsine acide (24ʰ) décoloration à l'alcool absolu et à l'essence de girofle. En procédant ainsi les cylindres-axes sains se colorent et les parties fragmentées sont réfractaires à la coloration.

Tous les filets nerveux ne sont pas dégénérés et un certain nombre d'entre eux sont relativement sains; ils correspondent selon nous aux filets intra pédonculaires encore intacts, bien que plongés dans le tissu tuberculeux.

Les *pédoncules cérébelleux supérieurs* ont été l'objet d'une étude toute spéciale; leur interruption au niveau des pédoncules, la destruction des *noyaux rouges* permettait de songer à une dégénérescence possible. Des fragments de chacun d'eux ont été prélevés et traités par la méthode de Marchi. Nous n'y avons trouvé que quelques fibres dégénérées.

Sur des coupes transversales du cervelet passant par l'hémisphère cérébelleux, par l'olive cérébelleuse et les pédoncules cérébelleux supérieurs, coupes colorées par l'hématoxyline de Weigert, on peut encore constater qu'un certain nombre de fibres sont altérées. Amincies et moins bien colorées que les autres, elles présentent en outre des renflements extrêmement nombreux, lesquels, chose remarquable, sont d'autant plus gros que la fibre est plus fine, ils atteignent en certains endroits cinq fois le volume de la fibre. Bien que mélangées aux fibres saines qui sont le plus grand nombre, les fibres altérées se trouvent surtout dans la région interne du pédoncule cérébelleux supérieur, et nous voyons un certain nombre d'entre elles provenir à travers la valvule de Vieussens du pédoncule du côté opposé; ici encore elles sont dans ces faisceaux croisés, mélangées à des fibres saines un peu plus nombreuses qu'elles. Ces fibres dégénérées peuvent être suivies à peu près jusqu'à la région olivaire, on les perd ensuite de vue et, dans toute l'étendue de la coupe transversale du cervelet, il n'est possible d'en retrouver de semblables.

En somme, après une interruption de leurs fibres au niveau des pédoncules cérébraux, interruption durant depuis plusieurs mois, les pédoncules cérébelleux supérieurs ne présentent qu'un petit nombre de fibres dégénérées qui correspondraient selon nous au faisceau rubro-cérébelleux décrit par les auteurs.

La *protubérance*, le *bulbe* et la *moelle*, très soigneusement examinés (méthode de Weigert, méthode de Marchi), n'ont présenté aucune trace de dégénérescence fasciculaire.

L'HYDROCÉPHALIE, en distendant le troisième ventricule, avait refoulé en avant, ainsi que nous l'avons vu plus haut, le *chiasma* et les *bandelettes optiques*, le *plancher du troisième ventricule* avait été distendu et les *tubercules mamillaires* comprimés. Chacune de ces parties a été l'objet d'un examen attentif.

Les *nerfs optiques* (larges de 4 millimètres) ont été traités par la méthode de Marchi. Leur dégénérescence est complète et, à un fort grossissement, on peut constater que des plus grosses aux plus ténues, chacune des fibres a sa gaine de myéline colorée en noir (méth. de Marchi).

Les capillaires assez nombreux, à direction longitudinale, ne paraissent pas être le siège d'un engorgement sanguin.

La gaine du nerf nous paraît être normale.

Les deux nerfs présentent le même degré d'altération.

Les *bandelettes optiques* présentent exactement les mêmes altérations que les nerfs et le chiasma.

Le *plancher du troisième ventricule* était tellement aminci par la distension qu'il avait subie que nous avons pu l'étaler sur une lame et l'examiner au microscope. Nous l'avons trouvé composé d'un feutrage très serré de fibres conjonctives lamineuses que parcouraient en tous sens un très grand nombre de petits vaisseaux et de capillaires gorgés de globules sanguins. Pas trace d'éléments nerveux.

Les *tubercules mamillaires,* dont le volume ne nous a point paru modifié, ont été traités par la méthode de Marchi, ce qui nous a permis de constater qu'un assez grand nombre de fibres nerveuses du centre des tubercules étaient dégénérées.

Les cellules nerveuses y sont plus ou moins altérées, leur protoplasme est désagrégé en certains points, le noyau déformé présente dans certaines cellules l'aspect d'un croissant ; certaines cellules sont arrondies, globuleuses, presque opaques, distendant une loge devenue trop petite.

Les vaisseaux sont abondants et remplis de globules rouges.

Remarques. Ce qui frappe dans cette observation c'est en quelque sorte la contradiction qui semble exister à première vue entre la localisation, l'étendue des lésions et les signes cliniques.

En effet alors qu'aucun trouble de la sensibilité n'est signalé, nous voyons que la masse tuberculeuse a envahi la calotte gauche en entier et une grande partie de la droite. Comment expliquer cette anomalie ?

En nous reportant à l'examen histologique de la limite de la tumeur, nous voyons qu'en ce point persiste un assez grand nombre de fibres à myéline intactes qui apparaissent éparpillées jusque dans le tissu du néoplasme.

C'est approximativement dans la région du ruban de Reil médian que l'on constate cette persistance des fibres mais il est impossible, à cause du remaniement produit par la tumeur, de déterminer une topographie exacte. A moins donc de ren-

verser toutes nos notions actuelles sur le trajet des fibres sensitives, force nous est d'admettre que c'est bien dans ces restes
de fibres à myéline disséminées sur les bords du tubercule
que l'on doit chercher les vestiges du ruban de Reil.

Ceci d'ailleurs viendrait confirmer ce fait connu qu'il suffit
de l'intégrité d'un très petit nombre de fibres pour permettre
le passage des impressions sensitives. D'autre part il est bon,
croyons-nous, de faire remarquer combien, en présence d'une
lésion cependant très étendue, les fibres ont été dissociées
plutôt que détruites dans le cas présent.

Il est incontestable qu'une lésion telle qu'une hémorragie
ou qu'un ramollissement eût été bien plus profondément des-
tructive et dans ce cas sans doute les fibres sensitives eussent
été détruites, entraînant l'apparition d'une hémi-anesthésie.

Le tubercule semble agir surtout par dissociation et infiltration des tissus et évoluer ainsi sans déterminer de prime
abord des symptômes en rapport avec l'étendue de la lésion;
n'avons-nous pas vu en effet disséminées au milieu du tissu
néoplasique des radicules de la troisième paire dans un état
à peu près normal, et ne voyons-nous pas les fibres sensitives
intimement mêlées en certains points au tubercule, conserver
leur myéline et fort probablement leurs propriétés conduc-
trices.

Nous serions d'autant plus porté à le croire que nous ne
relevons dans notre statistique de troubles sensitifs que dans
sept observations et cependant dans les vingt-six autres la
calotte est la plupart du temps plus ou moins touchée. Mais
ce qui nous étonne c'est de n'avoir point d'hyperalgésie, alors
que manifestement les voies sensitives sont ici comprimées.

L'intégrité de l'ouïe s'explique assez naturellement par l'intégrité relative du ruban de Reil latéral.

Les racines descendantes du trijumeau sont détruites et
cependant l'observation ne signale point de troubles de la
sensibilité de la face. Y a-t-il eu également ici une dissociation simple des fibres? La chose est possible mais l'examen
histologique ne nous permet pas d'être affirmatif à ce sujet.

Les troubles oculaires ne prêtent à aucune discussion les lésions étant d'accord avec les symptômes cliniques. La destruction presque complète des noyaux de la troisième paire explique suffisamment le strabisme externe bilatéral et le ptosis très marqué à gauche existant un peu à droite. Pour ce qui est des noyaux supérieurs en partie détruits, l'observation ne nous dit pas si vers la fin de la maladie l'enfant présenta de la paralysie de ses muscles intrinsèques. Il n'est pas question du pathétique dans l'observation, son noyau était d'ailleurs intact.

Quant aux vertiges, la coexistence d'une hydrocéphalie nous empêche de les attribuer uniquement à l'altération des pédoncules cérébelleux supérieurs. Cette lésion a peut-être joué un certain rôle cependant dans l'apparition de ces symptômes.

Reste l'histoire des troubles moteurs qui en quelques points peut paraître également obscure.

Voici l'interprétation qui nous paraît la plus probable.

La paralysie de la face et de la langue doit être attribuée en partie à la destruction des fibres d'association passant par la calotte.

Nous disons en partie puisqu'il est établi que les fibres motrices de ces régions passent par le cinquième intérieur du pied.

Il existe de l'hémiparésie dûment constatée et s'aggravant vers la fin dans les membres droits et dans le domaine du facial inférieur droit et cependant en aucun point le tubercule n'envahit à proprement parler le pied du pédoncule. S'il y avait eu hémiplégie totale les choses seraient certainement difficiles à expliquer, mais l'observation ne signale en somme que de l'impotence de la parésie simple qui vers la fin se confond avec l'inertie totale du sujet résultant sans doute des progrès de l'hydrocéphalie.

En regard de ce fait clinique, nous trouvons d'autre part le pied incontestablement atteint : 1° Il est refoulé, il y a compression du pied à gauche, il y a également infiltration leucocytaire de toute cette région avec stase capillaire étendue.

NOMS D'AUTEURS	ANNÉE	SEXE DU MALADE	AGE	PTOSIS	ÉTAT DES PUPILLES	ÉTAT DES MUSCLES OCULAIRES ophtalmoscopiques	VUE	CONVULSIONS, VOMISSEMENTS, VERTIGES et CÉPHALÉE	EXAMEN OPHTALMOSCOPIQUE	TROUBLES MOTEURS LE VASO-MOTEUR	TROUBLES DES SENSIBILITÉS	PARALYSIE DES SPHINCTERS	TREMBLEMENT AU STADE	NÉVROSITÉ D'ARRIÈRE LE SYSTÈME	TUBERCULE	MÉNINGITE	HYDROCÉPHALIE	DURÉE
Mona, cité par Faus...	1838	M.	20 ans.	Pt. G.	Dilatat. et immobilité pupille gauche.			Amblyopie G.	Convuls. et vertige; céphalalgie obtuse		Hémiplégie droite, facial compris.	Dysacousie gauche				Tubercule du pédoncule gauche comprimant un peu sur le courbe optique gauche et le tub. quadrij.			
Gaaa, cité par Wiaza	1850	?	?	?			?	?			?	?				Tubercule dans le pédoncule cérébral.			
[illegible]	1856	M.	10 ans.	Pt. G.			Amaurose G.	»			Hémiplégie droite.					Tubercule du pédoncule cérébral gauche.	Méningite tuberculeuse.		
Oser.	1863	F.	12 ans.	Pt. G.				Perte de connaissance; céphalée.			Face tirée à droite.	Sensation de piqûres dans le bras.	Paralysie des sphincters.		Tuberculose pulmonaire et articulaire.	Tubercule de la couche optique et du pédoncule cérébral droit.		Les céphalées sont abondantes.	
Bauvez et Bourt...	1856	[illegible]		»			»	»			Hémiplégie.					Tubercule du pédoncule cérébral droit.			
Bull (Th. Severus)	1658	[illegible]	11 ans.	»			Affaiblissement de la vue.	Céphalalgie occipitale.			Hémiplégie droite.					Tubercule du pédoncule cérébral droit; tubercules du pont de Varole, » tubercules cérébelleux.			
Gannn...	1856	M.	2 ans.	Pt. D.	Dilat. pupille droite.			Amaurose.	Convuls.; céphalée occipitale.			Hémiplégie gauche; contracture du bras gauche.			Tremblement du bras droit.	Tubercul. pulmonaire.	Tubercule de la couche optique et du pédoncule cérébral droit.	Hydrocéphalie [illegible].	[illegible].
[illegible]	1858	M.	10 ans.	Pt. D.	Id.	Strabisme externe droit; strabisme interne gauche.	Amaurose C.				Hémiplégie gauche avec contracture; facial gauche est pris; relèvement de la paroi.				Tubercule du pédoncule cérébral droit; deux autres tubercules siégeant l'un dans la couche optique droite l'autre dans le protubérance.	Liquid... [illegible].		
Bersecu...	1869	M.	30 ans.	Pt. G. et D.	Dilat. et paresse pupille gauche.	Oculo-moteur commun paralysé.		Céphalée.			Paralysie alterne bilatérale.	Hémianesthésie de...			Tubercule dans le pédoncule gauche.			
Dumond...	1851	F.						Hémiplégie gauche.				Hémianesthésie gauche.				Tubercule du pédoncule cérébral droit.			
Laundoux...	1861	M.	18 ans.			Strabisme interne droit.	Trouble de la vue à droite.	Vomissements; id. intrant gauche.			Id.				Tubercule du pédoncule cérébral droit.			
Paquus...	1865	M.	8 ans.		Pupilles contractées.	Strabisme.		Céphalalgie; convulsions et vomissements.			Paralysie des 4 membres, des genoux; corrigé.				Petit tubercule du pédoncule.	Deux tubercules des pédoncules cérébraux; un petit tuber. sur le cervelet.	Méningite tuberculeuse.		
Comet...	1866	F.	2 ans.		Pupille gauche dilatée.			Convulsions.			Paralysie faciale droite.				Tubercul. pulmonaire.	Tubercule du pédoncule gauche.			
Cornac...	1869	[illegible]	6 mois.					Id.							Tubercule du pédoncule cérébral droit.			
Bauvez et Saund...	1869	M.	4 ans.	Pt. D. et G.				Id.			Hémiplégie droite, étant hémiplégie gauche.	Anesthésie générale.	Paralysie des sphincters.		Tuberculose pulmonaire et ganglionnaire, tuberculaire de la rate.	Tubercule de la protubérance et du pédoncule gauche, des tubercules quadrijumeaux gauches.			
Pannn...	1870	M.	1 an.	Pt. D.	Dilat. pupille droite.	Strabisme externe droit.		Vomissements.			Hémiplégie gauche avec contracture; insulte décisée à droite.				Tuberculose pulmonaire et intestinale.	Tubercule du pédoncule cérébral droit; tubercule du ver.	Méningite tuberc.		
Gavanya...	1871	F.	6 ans.	Pt. D.	Id.			Id.			Membres gauches contracturés.				Tuberculose des ganglions bronchiques.	Tubercule de la couche optique et du pédoncule cérébral gauche.	Méningite [illegible].		
Passomusa...	1871	F.	1 an 1/2		Dilat. pupille droite; ne réagissait plus.			Convulsions.			Membres gauches contracturés.				Tuberculose pulmonaire; ganglions bronchiques tuberculeux.	Tubercule du pédoncule droit.	Méningite ... la base.	[illegible] jours.	
Id.	1859		Analogue à la précédente.																
Anomassanu...	1877	M.	2 ans.	Pt. D.	Dilat. pupille droite; ne réagit plus.	Strabisme externe dr.; paralysé des droits corps int. et inférieur.					Paralysie faciale gauche légère; hémiplégie gauche avec contracture.			Tremblement.		Tubercule du pédoncule cérébral droit; petit tubercule du cervelet.			[illegible] mois.
Quinn...	1878	F.	45 ans.			Strabisme interne droit.		Vomissements.							Tubercul. pulmonaire.	Tubercule du pédoncule cérébral, huit autres tubercules de l'encéphale.			
Folmamann, cité par Brayess.	1880	M.	2 ans.	Pt. D.	Pupille droite dilatée; réagissant.			Convulsions.			Paralysie du facial droit; contractures des muscles de la nuque à droite et des fléchisseurs des doigts.		Paralysie des sphincters.	Tremblement des mains.		Tubercule du pédoncule cérébral droit, tubercule de la protubérance, nombreux petits tubercules des hémisphères.			
X... Méd. Times.	1880	F.	6 ans.	Pt. D.	Pupilles dilatées.			Id.			Hémiplégie; hémiparésie gauche.				Granulations tuberc. du poumon et ci-genous abdominaux.	Tubercule du pédoncule cérébral droit.	Méningite tuberculeuse.	Hydrocéphalie considérable.	
Huvann...	1881	M.	6 mois.			Droit externe paralysé des deux côtés.			Rougeurs passagères de la tête et du tronc.							Tubercule multiple dont l'un siégeait dans la calotte à gauche.			
Id.	1881	M.	2 ans 1/2			Strabisme gauche.		Convulsions et vomissements; céphalée.			Paralysie du facial inférieur droit.	Douleurs de la nuit choire supérieure.			Tubercule de la calotte du pédoncule cérébral droit; tubercule du cervelet.	Méningite de l'épin-céphalie.		
Broc...	1882	F.	21 ans.	Pt. G.	Dilat. pupille gauche.	Strabisme externe gauche; paresse d'œil droit.	Papille normales.		Vomissements; céphalée occipitale.	Papille normale.	Anesthésie.		Paralysie des sphincters.		Tubercule de la protubérance cérébral gauche situé à la partie interne du pied, tubercule du pédoncule cérébral droit.	Méningite tuberculeuse.	Id.	9 mois.
Hanot-Grawrtz.	1883	»	»	Pt. G.	Papille gauche dilatée, ne réagit plus.	Paralysie 3e paire gauche.		Vomissements; céphalée surpivale.			Anesthésie.			Névi tremblant intentionnel gauche; tremble du pied, tubercule du pédoncule cérébral droit.	Tubercule du pédoncule gauche.			
Marion...	1885	M.	6 ans.	Pt. G.	Papille gauche dilatée. Paralysie du facio-oculo-moteur commun g. etc.		Fond de l'œil normal.	Hémiplégie droite, facial et hypoglosse.			Tremblement du bras, puis contracture.					Tubercule du pédoncule cérébral gauche.	Méningite tuberculeuse.	[illegible] mois.	
Hatoo...	1885	M.	34 ans.		Papille paralysée à gauche.	Paralysie du moteur oculaire commun gauche; paralysie des droits supér. et infér. à droite.		Hémiplégie droite totale; déviation conjuguée de la tête et des yeux du côté gauche; convulsions droite faciale et carminine; œdème de la main.	Fourmillements de la moitié du corps.	Paralysie des sphincters.		Tubercul. pulmonaire.	Tubercule de la couche optique et du pédoncule cérébral gauche.	Méningite tuberculeuse.	6 mois.	
Anun...	1888	M.	6 ans.	Pt. G		Convuls. et vomissements; céphalée		Convuls.; céphalée, facial inférieur droit également.	Analgésie profonde.	Atrole du bras droit.	Tubercul. pulmonaire.	Tubercule de la protubérance et du pédoncule cérébral gauche compris.	Hydrocéphalie modérée.	4 mois.				
Starck-Dunn.	1889	F.	21 ans.	Pt. D.	Dilat. pupille droite.	Oculo-moteur paralysé antérieur à droite, plus tard à gauche aussi.	Papille de Stauo.	Vertige rotatoire.	Hémi-hyperalgésie droite.	Hémi-ataxie gauche.	Tubercul. pulmonaire.	Tubercule de la calotte du pédoncule droit et du tubercule quadrijumeaux droit antérieur.	3 mois.					
Bonvenu, Courpont.	1890	F.	22 ans.	Pt. D.	Dilat. pupille gauche; dilat. pup. dr.; diplopie monocul. gauche.	Oculo-moteurs gauches paralysés (3e et 6e paires), paralysie du facial inférieur droit. 3e paire droite).	Névrite optique bilatérale.	Convulsions, vomissements, vertiges.	Hémiplégie gauche, facial inférieur compris; hémiplégie droite.	Mouvements choréïformes dans bras droits.	Tubercul. pulmonaire.	Tubercule dans chaque pédoncule; petit tubercule de l'hémisphère gauche.						
Bung, Mainbour.	1893	M.	18 ans.					Hémiplégie droite.	Fourmillements dans le main g.; douleurs des jambes.	Hémi-tremblement parkinsonien gauche.	Tubercules pulmonaire, rénale. Syphilis anté-tuberculeux.	Tubercule du pédoncule cérébral droit.							
Gannn...	1894	M.	35 ans.		Diplopie transitoire	Amblyopie.		Hémiparésie gauche, facial et hypoglosse gauche.	Diminution de l'œil.	Tubercule pleuro-pulmonaire.	Tubercule du pédoncule cérébral droit.	Méningite tuberculeuse.	1 an.					
Pezanvan...	1894	M.	33 ans.	Pt. D.	Dilat. pupille droite.	Muscles droits interne et supérieur paralysés à droite.		Paralysie du bras gauche.				Tubercul. pulmonaire.	Tubercule du pédoncule cérébral droit.					
Garcon...	1896	M.	6 mois.				Convulsions et vomissements.	Paralysie faciale gauche.			Tuberculose pulmonaire et ganglions mésentériques.	Tubercule multiple; pédoncule cérébral gauche.						
Id.	1897	»	6 mois.	Pt. G.		Strabisme externe bilatéral; nystagmus.		Céphalée.							Tubercule siégeant au milieu des pédoncules cérébraux.			6 semaines.	
Mennn...	1898	M.	35 ans.	Pt. D.	Dilat. pupille droite.			Id.	Hémiparésie gauche.				Tubercul. pulmonaire.	Tubercule du pédoncule cérébral droit.			2 mois.	
Aubert et Raviart.	1899	F.	7 ans.	Pt. G. Pt. D. bilgér.	Dilat. pupille gauche, droits supérieur et inlér. paralysés à gauche, parésie à droite; du gr. oblique; externe à droite.	Strabisme externe gauche; céphalée violente.	Névrite optique double surtout marquée à droite (de l'œsophage).	Nerf tire optique double surtout marqué à droite; glossoplégie.					Tubercul. pulmonaire.	Tubercule migrant dans les pédoncules cérébraux.	Hydrocéphalie notable.	8 mois.		

Si donc l'on compare ces deux ordres de faits, il semble que les symptômes moteurs trouvent une explication suffisante dans ces lésions de voisinage.

Il n'en subsiste pas moins une sorte de contradiction anatomique résultant de ce fait que la calotte envahie par le tubercule laisse passer la sensibilité alors que le pied simplement comprimé intercepte en partie les incitations motrices.

Il semble donc que les trajets sensitifs soient moins vulnérables que les trajets moteurs; alors que les premiers plongés au milieu du tubercule et détruits en partie suffisent encore à leurs fonctions, les autres simplement comprimés et légèrement infiltrés déterminent déjà des symptômes parétiques.

Enfin, pour ce qui est des *dégénérescences secondaires,* il est intéressant de constater qu'à la suite de l'interruption des pédoncules cérébelleux supérieurs au niveau des pédoncules cérébraux, un petit nombre de fibres dégénèrent, elles semblent correspondre au faisceau rubro-cérébelleux décrit notamment par Déjérine, Brissaud et Levaditi, ces fibres dont le centre trophique serait dans le noyau rouge dégénéreraient ainsi lorsqu'on se trouverait en présence d'altération de ces derniers.

ÉTIOLOGIE

[Dans une partie de ce chapitre nous nous voyons dans l'obligation de parler à différentes reprises des tubercules cérébraux en général, car les chiffres que nous y reproduisons concernent le plus souvent la totalité des tubercules encéphaliques à quelque région qu'ils appartiennent. Ces statistiques on le verra n'en présentent pas moins le plus grand intérèt.]

Le *nombre* des malades porteurs de tubercules cérébraux est très faible, si on le compare à celui des malades ayant présenté d'autres lésions : Green, sur 1 324 enfants admis à l'hôpital, trouve 26 fois des tubercules cérébraux.

Chez l'adulte, la proportion est moindre encore, et Lugol déclare n'en avoir vu que 8 cas durant sa carrière.

Abercrombie n'en rencontra qu'un seul cas chez un sujet de 34 ans.

Néanmoins, le nombre de cas publiés est déjà fort important et atteint certainement plusieurs centaines d'observations.

La fréquence comparée des tubercules cérébraux et des autres tumeurs du même siège, mais de nature différente, nous est donnée par les chiffres suivants :

Selon les statistiques de Hale White et Bernhardt on arrive à 580 cas de tumeurs de l'encéphale dont 137 tubercules.

Mais ce *rapport* varie selon que l'on se trouve en présence d'adultes ou d'enfants ; en effet, A Seidl, dans sa statistique générale de la Clinique infantile et de l'Institut pathologique de Munich, nous fournit les chiffres suivants :

Chez les *adultes* 37,5 pour 100 des tumeurs cérébrales sont tuberculeuses chez les *enfants,* cette proportion s'élève à 85,7 pour 100.

Allen Starr sur 300 tumeurs cérébrales observées chez l'enfant (au-dessous de 19 ans) trouve 152 tubercules, soit une proportion de 50 pour 100. Il en trouve 41 cas chez l'adulte sur 300 cas de tumeurs cérébrales diverses, le tubercule venant ici après le sarcome et le gliome.

La fréquence des tubercules, déclare le même auteur, est 3 fois plus grande chez les enfants qu'après 20 ans.

L. Bruns, sur 31 cas de tumeurs cérébrales constatées à l'autopsie, trouve 5 fois le tubercule solitaire, mais l'un chez l'adolescent et les quatre autres dans l'enfance.

Les statistiques de Birch Hirschfeld et Pribram portant sur les tubercules solitaires de l'encéphale donneraient selon L. Bruns des chiffres identiques aux précédents.

Si maintenant nous ne retenons que les *tubercules du pédoncule,* nous voyons que leur fréquence par *rapport* aux tumeurs d'autre nature atteignant la même région est indiquée par les chiffres suivants dus à Starr :

Sur 21 tumeurs diverses, des tubercules quadrijumeaux et des pédoncules, 16 étaient tuberculeuses (nous n'avons pu nous procurer les chiffres pour les pédoncules seuls).

Les 152 tubercules cérébraux de l'enfant rapportés par Starr se localisaient de la façon suivante : Cervelet 47. — Tronc cérébral 38 (Pont 19 ; tubercules quadrijumeaux et pédoncules 16. — Bulbe 2. — IVᵉ ventricule 1). — Hémisphères 33.

Des 41 cas de tubercules cérébraux de l'adulte rapportés par le même auteur, 20 occupaient le cervelet et le tronc cérébral ; et 14 les hémisphères (Les 29 cas de tubercule de l'enfant et les 7 de l'adulte dont le siège ne figure pas dans cette statistique se rapportaient à des tubercules multiples de l'encéphale).

Fleischmann sur 24 cas de tubercules cérébraux a 3 tubercules du pédoncule cérébral.

Enfin, Bruns sur 5 cas de tubercules cérébraux le pédoncule est occupé une fois par la tumeur.

Macabian trouve un tubercule du pédoncule sur 39 tumeurs cérébrales (Ladame sur 331 tumeurs cérébrales de différentes sortes en trouve 7 dans le pédoncule).

Ajoutons enfin que nous-même avons pu en trouver 43 cas dans la littérature médicale.

Faut-il conclure de ces chiffres à la rareté des tubercules du pédoncule cérébral ? Nous ne le pensons pas, d'autant plus qu'il faut tenir compte, ainsi qu'on l'a fait remarquer déjà, du petit volume de la région. Les proportions entrant en ligne de compte on pourra admettre que la fréquence des tubercules de la région pédonculaire n'est pas inférieure à celle des tubercules des autres régions encéphaliques.

Voyons maintenant quelles données peuvent nous fournir les statistiques des différents auteurs sur l'*âge* et le *sexe* des sujets atteints de tubercules encéphaliques et dans l'espèce de tubercules des pédoncules cérébraux.

Sur 30 cas de Calmeil (tubercules de l'encéphale) nous trouvons 20 enfants et 10 adultes (quelques-uns âgés de 45 ans). Soufflet dans sa thèse sur 118 cas de tubercules cérébraux trouve 36 cas de deux à quatre ans, 45 cas de cinq à neuf ans, 15 cas de dix à quinze ans, 22 cas de quinze à quarante-cinq ans.

Demme trouva un tubercule de la grosseur d'une noisette dans le cervelet d'un enfant âgé de 23 jours seulement.

Sur 34 observations de tubercule du pédoncule où l'âge est indiqué ; nous trouvons 5 sujets ayant moins de deux ans, 6 entre deux et quatre ans, 7 entre quatre et dix ans, 3 entre dix et vingt, 13 entre vingt et cinquante-deux ans.

On voit par là que si le jeune âge semble prédisposé plus particulièrement aux tubercules cérébraux, ceux-ci n'épargnent pas les adultes.

Quant au *sexe*, des 24 sujets porteurs de tubercules cérébraux que cite Fleischmann 14 étaient des garçons.

18 de nos sujets porteurs de tubercules des pédoncules cé-

rébraux appartenaient au sexe masculin; 12 seulement au sexe féminin.

Il y a d'après ces derniers chiffres une prédisposition plus grande du sexe masculin à la tuberculisation cérébrale.

Le principal *facteur étiologique*, est-il besoin de le dire, c'est le *bacille tuberculeux*, le vice scrofuleux disaient les auteurs des premiers travaux sur les tubercules cérébraux.

Le micro-organisme introduit dans la circulation va essaimer dans les différents points de la masse encéphalique, et dans les méninges, de même qu'il va pulluler dans les différentes autres parties du corps. Celles-ci et en première ligne le poumon étant plus directement exposées que l'encéphale aux atteintes du bacille tuberculeux, on concevra que les tubercules cérébraux soient dans la majorité des cas précédés ou accompagnés de manifestations pulmonaires osseuses ou ganglionnaires de même nature.

Louis sur 117 *phtisiques* signalait un cas de tubercule cérébral et déclarait que dans les deux tiers des cas, les tubercules cérébraux sont accompagnés de lésions tuberculeuses d'autres parties du corps.

Sur 27 enfants tuberculeux, Clees trouva 4 fois des tubercules cérébraux.

Selon Seidl, 7 pour 100 des enfants tuberculeux ont des tubercules cérébraux, tandis que la proportion n'est que de 1,02 pour 100 pour les tuberculeux adultes.

13 fois sur 15, Héry trouve la tuberculose pulmonaire ou viscérale coïncidant avec un tubercule cérébral.

Deux fois seulement un tubercule protubérantiel était la seule manifestation tuberculeuse.

Enfin, sur 38 observations utilisables de tubercule du pédoncule cérébral réunies par nous, 19 fois la tuberculose pulmonaire est mentionnée ; neuf fois seule, elle était dans neuf cas accompagnée de tuberculose articulaire, ganglionnaire, splénique, intestinale ou épididymaire, dans un cas enfin, l'auteur ne mentionne que de la tuberculose des ganglions bronchiques.

La *méningite tuberculeuse* est plus directement en rapport avec les tubercules cérébraux.

Sur 73 cas de tubercules du cerveau Becquerel a trouvé 64 fois de la méningite tuberculeuse dont 26 avec épanchement.

Dans les 38 observations du tubercule cérébral rapportées par nous, 11 fois la méningite tuberculeuse sous ses diverses formes a été observée.

On voit par ces chiffres que la tuberculose cérébrale n'est pas toujours isolée — elle l'était cependant dans notre observation — et que dans près de 30 pour 100 des cas de tubercules des pédoncules cérébraux on a trouvé à l'autopsie d'autres altérations tuberculeuses souvent plus importantes.

Les agents favorisant l'éclosion de la tuberculose cérébrale sont les facteurs bien connus de la contagion : *Milieu morbide* et *réceptivité*. Quant aux causes qui favorisent, qui appellent si on peut dire la localisation cérébrale, on a accusé le *traumatisme* ; c'est ainsi que certains auteurs expliqueraient la prédilection des tubercules pour le cervelet par la raison que les chutes sur la nuque sont fréquentes chez les enfants.

Dans l'observation d'Archambault relatée plus haut, le sujet, garçon de 3 ans, aurait fait une chute sur le front cinq mois avant l'apparition des premiers troubles moteurs.

Dans nos autres observations il n'est fait mention d'aucune cause pouvant être incriminée.

Pour ce qui est de la localisation dans les différentes régions de l'encéphale nous ne sommes guère mieux documentés. Signalons cependant cette opinion due à Jean-Baptiste Charcot et Souques qui veut que les *endroits bien irrigués*, où néanmoins la circulation se fait lentement, la région du bord supérieur des hémisphères par exemple, soient de préférence le siège de tubercules. Nous nous bornerons à rappeler ici que la région pédonculaire est également bien irriguée.

ANATOMIE PATHOLÒGIQUE

Les pédoncules cérébraux peuvent être le siège d'un seul tubercule et ce dernier être le seul existant dans l'encéphale (*tubercule solitaire*) ce qui était le cas dans 19 observations que nous rapportons ; d'autres fois, les pédoncules peuvent être occupés par plusieurs tubercules, fait qui s'est présenté dans deux cas ; enfin on peut trouver dans le reste de l'encéphale un nombre plus ou moins grand de tubercules coïncidant avec le ou les tubercules du pédoncule, 11 fois sur 37 observations le fait est mentionné, les tubercules cérébraux étant au *nombre* de cinq, dix et même plus.

Leur *volume* très variable a été comparé tantôt à celui d'un pois, d'une cerise, d'une aveline, d'un œuf de pigeon, d'une noix ; occupant ainsi tantôt une faible étendue des pédoncules, tantôt leur presque totalité, ils dépassent parfois la région s'étendant à toute la protubérance tantôt aux tubercules quadrijumeaux, à la couche optique et exceptionnellement ils peuvent être véritablement géants comme dans ce cas de Bruns où un tubercule s'étendait du ventricule latéral droit au bulbe en passant par le pédoncule et la protubérance.

Le *siège* des tubercules pédonculaires est variable, tantôt le pied est seul occupé, tantôt c'est la calotte ou le locus niger ; d'autres fois c'est le pédoncule entier.

Le tubercule siège parfois dans la partie médiane des deux calottes, les envahit entièrement et peut dans quelques cas intéresser la presque totalité de la région.

Ajoutons que la tumeur peut siéger dans la partie inférieure (ou protubérantielle) ou dans la partie supérieure des pédoncules.

Ces localisations diverses revêtent, on le conçoit, une très grande importance au point de vue symptomatique.

Leur *forme* est ou sphérique ou allongée. Comme *aspect*, le tubercule lorsqu'il est frais est grisâtre, tantôt tirant sur le vert, tantôt au contraire d'un gris jaunâtre, l'aspect gélatineux translucide a été fréquemment signalé.

Cette substance grise est tantôt homogène, plus ou moins tachetée de brun par la présence de nombreux petits vaisseaux elle peut contenir de légers épanchements sanguins, tantôt au contraire la surface de section offre une disposition par couches concentriques distinctes, dit Lancereaux, à la façon des calculs urinaires. Dans le cas de Paquet les masses tuberculeuses enkystées étaient formées de couches verdâtres concentriques ; le plus souvent elle contient des points plus ou moins nombreux de ramollissement dont la couleur jaune tranche sur le fond gris du reste de la tumeur ; c'est qu'en effet, la caractéristique du tissu tuberculeux est son peu de vitalité, et la rapidité avec laquelle son tissu est frappé de nécrose et se caséifie.

Le ramollissement des tubercules est plus ou moins considérable selon l'ancienneté, il peut aller jusqu'au ramollissement, complet auquel cas on trouve, comme dans l'observation d'Audry, une véritable cavité remplie de grumeaux jaunâtres. D'une façon générale le tubercule cru est résistant au toucher, beaucoup plus que la substance cérébrale qui l'environne. On conçoit que cette consistance diminue beaucoup à mesure que le tubercule se ramollit. C'est le centre de la néoplasie qui se mortifie, en premier lieu, aussi le voit-on jaunâtre, desséché, émietté ou caséeux, alors que la périphérie en voie de prolifération active est de coloration grise, rosée ou gélatineuse.

Le *ramollissement* est, on le voit, la terminaison ordinaire des tubercules du pédoncule cérébral. Dans aucun des cas que nous avons cités, les parties ramollies n'avaient été *résorbées,* comme il peut advenir lorsque le malade vit assez longtemps. La crétification du tubercule n'a non plus été signalée.

Le tubercule est parfois *encapsulé* et certains auteurs ont décrit, outre une véritable coque fibreuse, des cloisons de même nature qui parties de cette capsule viendraient diviser la tumeur en autant de logettes. Dans le cas d'Audry rapporté plus haut, cette coque avait une épaisseur de deux millimètres. Selon Gendrin, cette coque peut offrir un aspect fibreux, ou même être ossifiée ou cartilagineuse dans quelques-unes de ses parties. Pour Mac-Even, le tubercule cérébral est capable de guérir spontanément par l'encapsulement.

Les **parties voisines du tubercule** sont dans la plupart des cas plus ou moins altérées, le tubercule est entouré d'une zone ordinairement étroite de substance nerveuse ramollie blanchâtre, légèrement rosée parfois, à cause de petites hémorragies qui peuvent s'y produire. C'est au niveau de cette zone que le tubercule se sépare du tissu nerveux environnant, et la plus ou moins grande facilité du tubercule à s'énucléer est fonction du degré de ce ramollissement périphérique.

Barthez trouva un peu de pus dans le sillon séparant la tumeur des parties ramollies.

A côté de ce ramollissement peu considérable les auteurs ont décrit des lésions beaucoup plus étendues dans les cas où des artérites oblitérantes amènent la mortification du territoire plus ou moins grand que ces vaisseaux avaient pour fonction d'irriguer.

Histologiquement, la structure du *tubercule cérébral* ne diffère en rien de celle des tubercules des autres régions, et l'on peut dire qu'il peut présenter les aspects les plus nets et les plus typiques, comme dans notre cas par exemple, du follicule tuberculeux.

C'est dire qu'on y retrouve, dans les régions nouvellement proliférées naturellement, la *cellule géante* (dont le diamètre peut atteindre 50 µ) entourée de *cellules épithélioïdes* en couches concentriques, ces dernières enveloppées d'amas plus ou moins considérables de *cellules embryonnaires*. Ces cellules embryonnaires sont arrondies ou fusiformes à noyau de 6 à 15 μ muni d'une lame très mince de protoplasma. Les *vaisseaux* ordinairement en grand nombre dans la région périphérique surtout, parcourent en tous sens les masses embryonnaires, leur lumière est gorgée de globules rouges, et leur gaine bourrée de leucocytes est surdistendue et par places dissociée, de sorte qu'on en retrouve les fibrilles conjonctives constitutives, dispersées au milieu des petites cellules rondes.

C'est dans ces parties jeunes, situées à la périphérie du tubercule, que le bacille tuberculeux peut être décelé à l'intérieur des cellules géantes, et dans le voisinage des vaisseaux c'est là un critérium de la nature tuberculeuse de la tumeur qui n'est pas à négliger ainsi que nous le verrons plus loin.

Les parties caséeuses du tubercule montrent à l'examen microscopique, un détritus finement granuleux ou poussiéreux dépourvu de vaisseaux, ces derniers apparaissent thrombosés à la limite des parties tuberculeuses jeunes et des parties ramollies.

A la *périphérie,* le tissu tuberculeux est moins dense, et les follicules tuberculeux qui le constituent, moins serrés, apparaissent en groupes et même isolés. Autour d'eux la névroglie prolifère, et les vaisseaux en grande abondance sont gorgés de globules rouges, et entourés d'un manchon d'éléments embryonnaires.

A l'examen microscopique, la zone nerveuse immédiatement voisine du tubercule est constituée par une trame plus ou moins serrée de fibres névrogliques au milieu desquelles se voient des cellules nerveuses plus ou moins altérées, des fibres à myéline, et des cellules névrogliques en voie de prolifération. On y trouve en somme tassés les différents éléments du tissu nerveux refoulé, les uns dégénèrent les autres comme la névroglie au contraire réagissent, prolifèrent, contribuant à former dans certains cas une véritable capsule enveloppante.

Pathogénie du tubercule. — Kœchlin, dans sa thèse, pense qu'étant donné le volume considérable acquis par le tubercule au moment de la mort, on ne peut même constater s'il se développe au voisinage des vaisseaux comme cela a lieu dans la pie-mère.

Nous croyons cependant qu'il est aisé au contraire dans certains cas de se rendre compte du mode de développement du tubercule, au centre de la tumeur déjà on peut voir les vaisseaux constituer en quelque sorte le centre de développement des éléments embryonnaires. A la périphérie de la tumeur cela apparaît encore plus nettement, et les vaisseaux entourés de leur épais manchon de cellules embryonnaires apparaissent bien comme la voie choisie par le tubercule pour envahir le tissu environnant. Autour des tubercules miliaires déjà formés viennent s'en déposer de nouveaux, de sorte que le volume du tubercule augmente sans cesse, et, comme cette augmentation lui vient de tous côtés, il en résulte la forme ronde caractéristique (L. Bruns).

Les différents caractères du tubercule nous étant suffisamment connus, voyons maintenant quels sont les éléments *diagnostics* qui nous permettront de le différencier des autres tumeurs susceptibles d'occuper la même région.

Diagnostic différentiel. — On ne confondra pas le *gliome* avec le *tubercule*. Le gliome, en effet, a un aspect ne tranchant pas sur le tissu voisin, c'est le type de la néoplasie infiltré et ses limites sont ordinairement mal indiquées, il est même parfois impossible d'en soupçonner l'existence, d'autres fois ce n'est qu'à une mollesse plus grande des tissus, à sa coloration plus ou moins rosée qu'on pourra le reconnaître.

Très vasculaire, il peut parfois présenter de petits foyers hémorragiques.

Il n'est jamais encapsulé; enfin il ne se ramollit pas comme le tubercule.

C'est surtout avec la *gomme* et le *sarcome* que la confusion est possible.

La *Gomme* de l'encéphale est rare, c'est surtout sous la forme de produits scléro-gommeux que la syphilis atteint les centres nerveux (Fournier) et ces produits sont souvent à point de départ méningé. La gomme est beaucoup plus ferme dans sa partie centrale que le tubercule, elle se trouve plongée dans une couche épaisse d'un tissu nouveau grisâtre, riche en vaisseaux qui la sépare de la substance nerveuse (Lancereaux).

On observe sur la coupe des produits gommeux des dépressions qu'on ne trouve pas sur celle des tubercules ; enfin à l'encontre de ces derniers, les gommes sont plus irrégulières et plus anguleuses.

A la période caséeuse, le tubercule présente surtout du ramollissement central et la gomme, surtout du ramollissement périphérique (Grasset).

Toutefois, le diagnostic est parfois difficile, et en dernier ressort le bacille tuberculeux recherché tranchera la question.

Le *Sarcome* est sphérique, rougeâtre, mou, ses limites sont plus nettes que celles du tubercule quand ce dernier n'est pas enkysté ; lorsqu'il se ramollit, il présente parfois un aspect jaunâtre analogue à celui des produits tuberculeux caséifiés.

La zone nerveuse périphérique est ramollie dans les cas de sarcome et de tubercule, et on peut facilement séparer chacune de ces tumeurs du tissu nerveux avoisinant.

Cependant, il existe d'après Bruns une certaine différence entre ces deux sortes de tumeurs : le sarcome refoule le tissu nerveux bien avant de le ramollir, tandis que le tubercule, probablement à cause de l'inflammation qu'il détermine, refoule et ramollit les tissus à peu près simultanément. Il en résulterait ce fait que, à volume égal de la tumeur, la région occupée par le sarcome semble plus volumineuse que si elle était occupée par un tubercule.

Par la même raison, on retrouve tassés à la périphérie du sarcome bon nombre des éléments nerveux déplacés par la tumeur, ce n'est pas toujours le cas dans le tubercule.

Nous devons enfin ajouter que, d'une façon générale, le fait même que la tumeur siège dans l'isthme de l'encéphale plaide en faveur du tubercule, forme de beaucoup la plus fréquente dans cette région,

Enfin, il faudra tenir un grand compte des autres altérations cérébrales et viscérales : la méningite tuberculeuse, la tuberculose pulmonaire, ganglionnaire ou osseuse, plaideront cela va sans dire en faveur de la nature tuberculeuse de la tumeur.

Mais, tous ces caractères ne pourront que constituer des présomptions, la preuve sera faite par l'examen histologique et la coloration dans les coupes du bacille de la tuberculose.

Nous devons dire ici quelques mots des altérations de l'encéphale qui accompagnent ou compliquent les tubercules du pédoncule cérébral :

L'**Hydrocéphalie ventriculaire** a été observée neuf fois dans les observations de tubercule du pédoncule cérébral ; plus ou moins considérable, elle est susceptible comme dans notre observation, par exemple, de distendre le ventricule moyen au point d'altérer par compression le chiasma et les bandelettes optiques.

Cette hydrocéphalie est-elle due à des troubles circulatoires produits par la compression des troncs vasculaires par la tumeur ? Nous ne pensons pas que ce soit le cas ici.

La compression de l'aqueduc de Sylvius peut-elle être incriminée ? Les observateurs restent muets sur cette compression, nous nous demandons d'ailleurs quel pourrait être le rôle joué par l'oblitération de l'aqueduc sur la production d'hydrocéphalie. Tout au plus cette occlusion pourrait-elle hâter les phénomènes de distension qui en résultent.

Certains auteurs accusent la méningite tuberculeuse de la produire ; quatre fois sur neuf elle a coïncidé avec l'hydrocéphalie dans nos observations.

Nous pensons que la méningite tuberculeuse peut être incriminée, mais le tubercule doit être également accusé ; tous deux, états inflammatoires, concourent isolément ou simultanément à produire une congestion suffisante de la masse encéphalique pour que l'hydrocéphalie se constitue.

La **Méningite tuberculeuse** qui, dans 11 cas, accompagna le tubercule du pédoncule doit être considérée dans la majorité des observations comme une manifestation parallèle au tubercule. Cependant, nous ne devons pas nier la possibilité de l'infection et de l'inflammation des méninges par propagation du bacille tuberculeux de la tumeur pédonculaire à la membrane d'enveloppe.

On trouve enfin dans la moitié des cas environ de la *Tuberculose pulmonaire* et dans le quart des cas de la *Tuberculose articulaire, ganglionnaire, osseuse, intestinale* ou *splénique*. Il ne nous paraît pas possible de dire ici laquelle des manifestations tuberculeuses est primitive, étant donnée la longue latence possible des tubercules encéphaliques.

Dégénérescences secondaires. — Le développement de tubercules dans les pédoncules cérébraux peut, par suite de la destruction des voies nerveuses qui traversent la région, ou de l'altération des noyaux du moteur oculaire commun, par exemple, donner lieu à toutes les dégénérescences secondaires possibles.

Greiwe a décrit des dégénérescences du ruban de Reil, nous-même avons étudié plus haut ces dégénérescences, le lecteur voudra bien se reporter à notre observation.

SYMPTOMATOLOGIE

PHYSIOLOGIE PATHOLOGIQUE

Les *Symptômes,* présentés par les malades porteurs de tubercules des pédoncules cérébraux, sont de deux ordres : les uns sont ceux d'une *lésion en foyer,* ils servent à l'étude des localisations cérébrales ; les autres sont des symptômes dits de compression, ils sont communs aux tumeurs de l'encéphale en général. Si, enfin, on se souvient que l'*Hydrocéphalie ventriculaire* et la *Méningite tuberculeuse* accompagnent fréquemment les tubercules, on se rendra compte de la complexité symptomatique de ces cas, et de la difficulté qu'il y aura à rapporter à chaque processus les symptômes qui en relèvent.

Avant d'aborder la description de chacun des symptômes, nous devons nous demander si, comme il arrive pour certaines « *zones muettes* » de l'encéphale, un tubercule peut occuper la région pédonculaire sans se traduire par aucun symptôme.

Nous n'en avons pas trouvé d'exemple, mais dans le cas de Gintrac, un tubercule du pédoncule cérébral droit ne causa, ou du moins l'observation n'en fait pas mention, aucun symptôme de lésion en foyer, le sujet âgé de six mois ne présenta que des convulsions. Ce tubercule siégeait dans la partie inférieure et externe du pédoncule.

Les Symptomes de compression sont dus à l'action mécanique exercée par le néoplasme sur le contenu de la boîte crânienne. La diminution d'espace, qui résulte du développement d'un néoplasme dans une cavité inextensible telle que la boîte crânienne, entraîne une compression générale du contenu de cette boîte (Raymond).

Par suite d'un mécanisme qui n'a pas encore été élucidé, le liquide céphalo-rachidien s'accumule dans la boîte crânienne et sa tension augmente ; il comprime les vaisseaux, la circulation en retour est ralentie ou arrêtée ; de là une congestion passive, des œdèmes, de l'hydropisie ventriculaire, des ischémies partielles, — compression des capillaires de l'écorce et anémie (v. Bergmann), — qui déterminent la production des symptômes dits de compression.

Adamkiewicz combat la théorie de la compression cérébrale. — La substance cérébrale, selon lui, peut subir une condensation notable sans entrave de son fonctionnement et sans anémie, la décharge de liquide par les veines et les lymphatiques suffit à éviter toute augmentation de tension, c'est l'irritation et la destruction de certaines portions du cerveau qui seraient seules causes des accidents (?).

Ces symptômes sont : la *Céphalée*, les *Vomissements*, les *Convulsions*, l'*Affaiblissement intellectuel*, le *Coma*, les *Vertiges*, les *Modifications du pouls* et de la *respiration*, la *Stase papillaire*, la *Névrite optique*.

La *Céphalée* est violente et tenace, elle ne cède à aucun médicament ; jamais intermittente, dit Ladame, elle présente parfois des rémittences purement spontanées. Nous la trouvons 11 fois parmi nos observations, Bell et Paquet l'observèrent intermittente. Elle présentait au moment des vomissements une exacerbation très marquée. Elle est réveillée par les actes qui nécessitent un certain effort : toux, défécation, vomissements, éternuements. Rien d'ailleurs de plus logique, puisque ces différents actes augmentent la pression cérébrale. Cette céphalalgie est tantôt sourde et généralisée, tantôt, et c'est le cas le plus fréquent, elle est localisée à l'occiput. C'est un symptôme du début, et dans l'observation de James Ross elle fut durant six mois le seul symptôme existant.

Les *Vomissements* que présentaient dix des malades atteints de tubercules des pédoncules, soit un tiers environ d'entre eux, sont sans relations fixes avec l'alimentation. Ils se produisent sans effort et ressemblent parfois à de véritables régurgitations. Ils coïncident ordinairement avec la céphalée ; dans l'observation de Paquet, ces deux symptômes furent les seuls constatés pendant dix mois.

. Les *Convulsions* (treize fois sur trente-huit cas) sont tantôt généralisées épileptiformes, tantôt localisées à un ou plusieurs membres. Elles marquent souvent le début des accidents, et elles peuvent être de très longue durée.

Elles peuvent éclater bien longtemps avant les autres symptômes.

L'*Affaiblissement intellectuel* probablement dû à la compression des éléments nerveux a été mentionné dans quelques cas, tantôt le malade a un air hébété et son intelligence est diminuée ; tantôt il est plongé dans une sorte de torpeur dont on parvient difficilement à le tirer pour l'interroger. Le malade de Bouveret et Chapotot présenta de l'obscurcissement de l'intelligence deux mois avant la mort.

Le *Coma* est observé assez fréquemment dans les tubercules du pédoncule, il suit souvent les convulsions et il est probablement dû comme elles à des variations brusques de la pression intracérébrale, — congestion au voisinage de la tumeur, hémorragies à l'intérieur du tubercule, poussée d'hydrocéphalie.

Le malade dans le cas de Barthez et Sanné, par exemple, est pris de convulsions, perd connaissance et reste dans le coma pendant des journées entières, puis revient à lui. — D'autres fois la durée du coma est égale à celle de la maladie (Obs. 18 et 22).

Les *Vertiges*, appelés par les anciens vertige ténébreux, consistent simplement en obnubilations passagères avec vague intellectuel et engourdissement des membres. Ils sont relativement fréquents.

Le *Pouls* était *accéléré* notablement dans un certain nombre de cas et cette accélération coïncidait avec une élévation de température,

Candelle signale chez sa malade une grande *lenteur* des *mouvements respiratoires,* la *Respiration suspirieuse* est notée par Fleischmann (XII).

La *Stase papillaire* n'est mentionnée que dans l'observation de Krafft-Ebing, et il n'est pas fait mention que l'on ait trouvé de l'hydrocéphalie à l'autopsie. Cette stase, dit Raymond, s'observe dans plus de 90 pour 100 des cas de tumeurs cérébrales. Nous avons été étonné de ne la voir point mentionnée plus souvent dans les observations que nous avons recueillies ; aussi sommes-nous tenté de croire que l'examen ophtalmoscopique n'a pas été fait dans la majorité des cas. Cependant, cet examen a été pratiqué dans le cas de Ross, les papilles étaient normales, normales également dans le cas de Mendel, — cependant, chez la malade de Ross qui présenta de la céphalée et des vomissements, on trouva de l'hydrocéphalie à l'autopsie ; dans le cas de Mendel, en revanche, il ne fut pas observé de signes de compression.

Dans notre observation enfin, l'examen du fond de l'œil pratiqué par le Pr de Lapersonne révéla l'existence de névrite, mais il n'y avait pas de papille de stase.

La *papille de stase* (Stauungs papille, des auteurs allemands) est due à la gêne qu'éprouve la veine centrale de la rétine à se vider dans le sinus caverneux droit (de Graefe), cette gêne serait causée par l'hydropisie de la gaine du nerf optique, laquelle véritable diverticule de l'espace sous-arachnoïdien subit les contre-coups des variations de tension du liquide céphalo-rachidien. « D'abord l'œdème envahit le pourtour des vaisseaux comprimés, c'est-à-dire la papille. Celle-ci perd sa transparence, échange sa teinte d'un blanc rosé contre une teinte grisâtre qui tranche sur la striation de la zone péripapillaire et en même temps elle fait saillie sur les parties avoisinantes, en raison de son gonflement. Puis ses limites s'effacent, par suite de l'extension de l'œdème aux parties avoisinantes de la rétine ; peu à peu l'œdème papillaire et péripapillaire se fondent l'un dans l'autre (Raymond). »

La *Névrite optique* rentre également parmi les signes de

compression, elle est dans certains cas, le nôtre par exemple, causée par la compression du chiasma par la paroi du troisième ventricule distendue. Le fait avait été signalé déjà et Turk, cité par Panas, dit que l'hydrocéphalie chronique ne provoque qu'exceptionnellement la papillite et qu'elle agirait en comprimant le chiasma par suite d'une forte distension du troisième ventricule.

La névrite optique double a été observée dans trois cas, une autre fois il y avait atrophie du nerf optique droit.

C'est un fait à remarquer que les troubles de la vue ne sont pas proportionnels aux modifications de la papille, et les auteurs s'étonnent parfois de ne point trouver d'amblyopie en rapport avec l'altération de la papille, il n'en est pas moins vrai que la conséquence normale et ultime est l'atrophie blanche papillaire, et par conséquent l'amaurose. Le rétrécissement du champ visuel la précède parfois (cas de Ramey).

L'*Amaurose*, d'après Hirschberg, apparaîtrait parfois par accès.

L'*Exophtalmie* serait observée dans certains cas et serait due à la compression des sinus.

Les symptomes propres aux tubercules des pédoncules cérébraux varieront selon la partie de cette région où siègera la tumeur. Les connaissances acquises sur l'anatomie et la physiologie des pédoncules nous permettent de prévoir quelle sera la symptomatologie causée par la lésion pour quelques parties de cette région tout au moins.

La calotte, on l'a vu, ne nous est pas très bien connue et nous ignorons quelle est la fonction de différentes de ses parties. Toutefois, nous savons qu'une tumeur ayant détruit le ruban de Reil médian entraînera des troubles de la sensibilité dans le côté opposé. D'autre part, grâce aux beaux travaux de Kahler et Pick sur la topographie des différents noyaux de l'oculo-moteur, grâce à la connaissance que nous avons du trajet dans la calotte des fibres radiculaires qui s'y rendent, leur paralysie dissociée nous est expliquée et nous savons que selon le noyau détruit c'est à du ptosis, du strabisme externe ou de la paralysie des muscles intrinsèques que nous avons affaire.

La région du pied nous est bien connue, sauf dans son cinquième externe. On a vu plus haut que Gintrac n'observa aucun signe de lésion en foyer dans un cas de tubercule siégeant en cet endroit. Les quatre cinquièmes internes sont des faisceaux moteurs destinés aux membres, à la face et à l'hypoglosse du côté opposé. Un tubercule siégeant dans la partie moyenne du pied causera seulement une hémiplégie croisée ; si le cinquième interne est également altéré, le facial inférieur et l'hypoglose de l'autre côté seront également paralysés. De sorte qu'à la plus grande étendue de la lésion à ce niveau correspondra un complexus symptomatique plus grand. Mais si on se souvient que les fibres de la troisième paire doivent traverser le cinquième interne du pied pour venir émerger à la base du cerveau, on comprendra qu'une lésion intéressant le pied au niveau de leur émergence entraînera, en même temps qu'une *paralysie de la face et de la langue du côté opposé, une paralysie oculaire du même côté.* La *paralysie alterne supérieure* sera alors constituée.

Charcot a donné le nom de *syndrome de Weber* à la paralysie alterne caractérisée par une paralysie oculo-motrice du côté de la lésion et une paralysie des membres du facial inférieur et de l'hypoglosse du côté opposé à cette même lésion.

On doit accorder à cette expression, *syndrome alterne supérieur,* une signification très étendue, on comprendra sous ce nom toute association d'une paralysie oculaire directe avec un trouble croisé d'ordre moteur ou sensitif.

Ce *syndrome alterne pédonculaire* présente le plus grand intérêt à cause de la variété des éléments qui le composent. En effet, tout symptôme résultant de la destruction ou de l'irritation d'une partie plus ou moins étendue des tractus moteurs et sensitifs, joint à une paralysie dissociée ou complète du moteur oculaire commun, pourra donner naissance à une nouvelle variété de syndrome alterne.

La paralysie, la parésie, l'athétose, le tremblement, l'ataxie, l'anesthésie, l'hyperesthésie du côté opposé à la lésion pourront donc s'accompagner de ptosis, de strabisme externe, de paralysie pupillaire du même côté.

C'est ainsi que Krafft Ebing observa : une paralysie de l'oculo-moteur commun d'un côté et une hémiataxie du côté opposé ; puis plus tard une paralysie de 'autre oculo-moteur avec une hémih-yperalgésie croisée.

La paralysie de l'oculo-moteur d'un côté accompagnée d'un tremblement parkinsonnien du côté opposé a reçu de Charcot le nom de syndrome de Benedikt.

La paralysie oculo-motrice gauche, avec diplopie monoculaire gauche, coïncidait chez la malade de Bouveret et Chapotot avec l'hémichorée et l'hémiplégie du côté opposé.

Le syndrome de Weber, qui désigne la variété la plus ordinairement rencontrée de paralysie alterne pédonculaire a été décrit plus haut.

Nous ne pouvons pas rapporter ici les différentes associations symptomatiques rencontrées chez les malades porteurs de tubercules pédonculaires. Le lecteur n'a qu'à consulter le tableau que nous avons dressé, il y pourra facilement et rapidement se rendre compte des différents syndromes présentés. Nous ferons simplement remarquer que dans la presque totalité des cas le *ptosis* participe à la composition du syndrome.

Vingt-deux fois sur environ trente-huit cas bien observés, un syndrome alterne a été décrit. Dans la majorité des cas, ce n'est que lentement qu'il se constitue, pendant un temps plus ou moins long les troubles croisés (moteurs ou sensitifs) existent seuls (ce qui était le cas chez sept des malades) et les troubles oculaires ne font leur apparition qu'un temps plus ou moins long après ; d'autres fois c'est un ptosis ou du strabisme qui précède la paralysie ou les autres symptômes du côté opposé (trois fois sur dix-sept).

Dans le reste des cas la paralysie alterne était constituée lors du premier examen médical, ou bien elle a été constatée à la suite d'un ictus ou d'accidents convulsifs et dans ce cas troubles directs et troubles croisés s'étaient simultanément produits.

Dans quelques cas, la paralysie alterne n'est pas permanente, un de ses éléments, le ptosis par exemple, est transitoire, et ce n'est qu'au bout d'un certain temps, probablement lorsque la lésion est bien constituée, que le syndrome s'établit définitivement.

Il n'est pas rare enfin, vu le petit espace qui sépare le pied et l'oculo-moteur d'un côté de ceux du côté opposé, que la lésion envahisse secondairement le pédoncule primitivement respecté ; il arrivera alors qu'à un syndrome alterne simple pourra se surajouter une paralysie oculo-motrice du côté sain, et la lésion intéressant finalement le pied ou les voies sensitives du second pédoncule c'est en présence d'une paralysie alterne bilatérale qu'on pourra se trouver.

Dans les observations de Bonnefin, de Bouveret et Chapotot, et de Krafft Ebing un syndrome alterne bilatéral se trouva ainsi constitué.

C'est donc un fait relativement rare, le syndrome de Weber compliqué simplement d'une paralysie oculo-motrice de l'autre côté se rencontre plus fréquemment : nous relevons cette complication cinq fois parmi les cas que nous avons réunis. La lésion étant ordinairement moins étendue du côté secondairement envahi, la paralysie oculo-motrice nouvellement produite reste le plus souvent incomplète, et moins étendue que celle qui existait déjà de l'autre côté.

Rapportons ici cette déclaration d'Oppenheim, que : « d'observations incontestables, il ressort qu'une tumeur *du pédoncule* peut donner naissance à une paralysie de l'oculo-moteur et des extrémités du même côté, avec entier ménagement du moteur oculaire croisé.

(Nous n'avons pas sous les yeux les observations sur lesquelles se fonde Oppenheim, il s'agissait peut-être d'une disposition spéciale de la tumeur ou bien il n'y avait peut-être pas décussation du faisceau pyramidal au niveau du bulbe ; on sait que la chose est possible et nous nous souvenons avoir vu il y a quelques années dans le service de M. le Pr Combemale, à l'hôpital de la Charité de Lille, une lésion en foyer de la région motrice de l'hémisphère qui avait produit une paralysie des membres du même côté).

Nous étudierons maintenant séparément les différents symptômes que peuvent causer les tubercules de la région pédonculaire :

La paralysie du moteur oculaire commun peut être *complète* : il en était ainsi dans les cas d'Archambault, de Krafft Ebing et de Bouveret et Chapotot. Cette paralysie était due dans le cas d'Archambault à un tubercule du volume d'une noisette comprimant le nerf moteur oculaire commun au voisinage de son émergence, et tous les faisceaux ont naturellement été atteints.

Par son étendue le tubercule avait chez la malade de Krafft Ebing également détruit tous les rameaux oculo-moteurs puisqu'elle occupait la partie médiane de la calotte environ dans les deux tiers postérieurs de son étendue.

Un tubercule a détruit presque tout le pédoncule dans le cas de Bouveret, ici encore les symptômes s'expliquent.

L'*ophtalmoplégie interne* peut exister seule, témoin le cas de Fleischmann où il n'y eut pas d'autre trouble oculaire qu'une dilatation pupillaire droite avec immobilité de cette même pupille.

Nous ne possédons pas ici de renseignements précis sur le siège du tubercule qui présentait le volume d'un pois, l'absence de tout phénomène paralytique autre que la paralysie oculaire nous porte cependant à croire que ce tubercule siégeait dans la calotte.

L'*ophtalmoplégie externe* n'a été observée à l'état isolé que dans une observation dont l'importance est très grande ; en effet Gallois observa chez un enfant de huit mois du ptosis gauche et du strabisme externe bilatéral, il y avait en même temps un léger nystagmus transversal, les pupilles régulières non dilatées réagissaient bien à la lumière. On trouva à l'autopsie un tubercule du volume d'une noisette occupant la partie moyenne de la calotte, et s'étendant un peu moins à droite qu'à gauche, si l'on se reporte au schéma de Kahler et Pick, on voit que cette observation y est absolument conforme. En effet les centres du releveur palpébral latéralement, les centres des droits internes au centre ont été englobés dans une même néoplasie.

Dans la plupart des cas, on se trouve en présence d'*ophtalmoplégie externe* et *interne* incomplètes et combinées : le *ptosis* est parfois associé à la *dilatation pupillaire* du même côté (Dans le cas de Mohr le tubercule du volume d'une noix a envahi l'étage supérieur du pédoncule, et s'étend en avant vers la couche optique qu'il pénètre ; les deux noyaux voisins du releveur et du sphincter irien ont dû être détruits. — Dans l'observation XXII la dilatation pupillaire a été constatée chez un enfant dans le coma, à l'autopsie on trouva une hydrocéphalie considérable, de sorte que cette dilatation peut ne pas être mise sur le compte du tubercule. Le malade de Merklen avait un tubercule logé dans la calotte du pédoncule cérébral droit.)

Au *ptosis* et à la *dilatation pupillaire* vient se joindre le *strabisme externe* et nous voyons ces trois signes causés par un tubercule de la partie interne du pied dans l'observation de Ross. La *diplopie monoculaire* est signalée par Bouveret et Chapotot.

[Au lieu d'être en *mydriase* comme c'est le cas le plus fréquent dans nos observations, la pupille peut être en *myosis* (le petit malade de Paquet avait les pupilles contractées, le compte rendu de l'autopsie ne nous en donne pas l'explication, on peut penser dans les cas de ce genre à une irritation du noyau supérieur de l'oculo-moteur causée par le voisinage de la tumeur, ou par l'hydrocéphalie légère constatée à l'autopsie.)]

Les troubles oculaires peuvent enfin par extension de la lésion intéresser différents muscles des deux yeux, c'était le cas dans plusieurs observations, dans la nôtre notamment, un tubercule ayant presque complètement détruit les noyaux des nerfs de la 3e paire.

La **blépharoptose** a été la plus fréquente de toutes les para-

lysies oculaires dans nos observations, 22 fois sur 37 observations complètes ; et sur 22 paralysies alternes on compte 19 fois
le ptosis ; 3 fois il y eut ptosis bilatéral, mais dans ce cas le
ptosis du côté secondairement frappé reste ordinairement in-
complet.

Dans le cas de Hérard, Ogle, Barthez et Sanné (ptosis bilatéral), Audry, la ptose palpébrale a été la seule paralysie oculaire constatée. Voyons si l'autopsie nous donne quelque indi-
cation sur la situation du centre du releveur : dans le cas de
Hérard la partie supérieure du pédoncule est surtout envahie
mais le tubercule est trop volumineux, de même dans le cas
de Ogle où presque tout le pédoncule est envahi, dans l'observation de Barthez et Sanné la protubérance est envahie
ainsi que le pédoncule, de sorte que là encore la localisation
n'est guère possible d'autant que, ainsi qu'il ressort des recherches d'Audry, la blépharoptose peut être d'origine protubérantielle et la protubérance est altérée dans ce cas ; le malade
d'Audry présentait un vaste tubercule ramolli de la protubérance et du pédoncule, de sorte que toute localisation ici encore était impossible. (On trouvera dans le mémoire d'Audry
sur les blépharoptoses pédonculaires et protubérantielles, et
dans le mémoire de d'Astros d'amples renseignements sur cette
question si intéressante.)

L'orbiculaire des paupières a été paralysé dans un cas de
ramollissement du pédoncule rapporté par Gubler, on n'a pas
signalé la chose dans les tubercules de la même région.

La déviation conjuguée de la tête et des yeux a été observée par Ramey chez un homme de 52 ans, à l'autopsie un
tubercule du volume d'une amande fut trouvé dans l'étage
supérieur du pédoncule gauche, il y avait en outre destruction
complète de la couche optique. Le malade regardait sa lésion.

Chose curieuse, la lésion n'intéresse pas le pied du pédoncule, elle siège dans la calotte, ce qui vient à l'appui de cette
opinion formulée par d'Astros, que la déviation conjuguée ne
se rencontre dans aucun des cas où la paralysie alterne est
produite par des lésions limitées à l'étage inférieur, de sorte

qu'avec cet auteur nous dirons que les fibres qui commandent le syndrome déviation conjuguée sont comprises dans les faisceaux de l'étage supérieur de la calotte.

Dans le cas de Ramey, le malade regardait sa lésion et il n'y avait aucune excitation, mais paralysie sans contracture des membres droits, il vient ainsi à l'appui de la formule de Grasset et de celle de Landouzy : « Dans les lésions d'un hémisphère ou des parties inférieures jusqu'au milieu de la protubérance environ, le malade regarde ses membres convulsés, s'il y a excitation, et regarde sa lésion s'il y a paralysie. »

L'hémiplégie pédonculaire peut être *totale*, portant alors sur la face (facial inférieur), l'hypoglosse et les membres. Elle peut au contraire n'affecter que séparément chacune de ces régions :

La face seulement (Ogle, Causit, Heubner, Gallois) ;

L'hypoglosse était seul pris dans le cas de Ross (la lésion siégeait dans le pédoncule gauche, il y avait anarthrie) ;

Le bras gauche seul (Putawski) ;

Les deux membres étaient pris seuls 9 fois ; — avec la face 6 fois, avec l'hypoglosse 1 fois ; — avec le facial et l'hypoglosse 4 fois.

Il y avait *hémiplégie bilatérale* dans quatre cas, le facial participant au moins d'un côté à la paralysie dans deux des cas.

Ces paralysies s'installent tantôt progressivement, le malade de Paquet vit la paralysie envahir insidieusement ses quatre membres, tantôt au contraire c'est après un ictus et lorsque le malade sort d'un coma plus ou moins prolongé qu'on s'aperçoit de la paralysie des membres, mais, fait à noter, la paralysie qui se produit de cette dernière façon n'est généralement pas définitive et comme on le voit dans certaines hémorragies des hémisphères la lésion se localise à un membre par exemple, elle peut même disparaître complètement pour reparaître ensuite d'une façon définitive.

Ces accidents paralytiques sont dus tantôt à la destruction, tantôt à la compression par le tubercule de la zone motrice du pied du pédoncule. La physiologie et l'anatomie pathologique nous ont montré que la face et la langue étaient frappées dans les lésions du cinquième interne et les membres dans celles des trois cinquièmes moyens du pied.

Cette hémiplégie pédonculaire s'accompagne presque toujours de phénomènes spasmodiques : exagération des réflexes, trépidation épileptoïde.

Quatre fois la *contracture* accompagnait l'hémiplégie.

L'hémichorée a été observée par Archambault, elle accompagnait une paralysie incomplète des membres, on trouva à l'autopsie un tubercule du volume d'une noisette dans le pédoncule cérébral du côté opposé dans le voisinage du pied.

Bouveret et Chapotot ont également observé chez leur malade une hémichorée droite qui disparaissait pendant le sommeil, cette hémichorée disparut lorsque l'hémiplégie du même côté fut définitivement constituée.

On s'expliquera par l'irritation du faisceau pyramidal ce symptôme assez rare dans les altérations du pédoncule. Nous expliquerons de même le *tremblement* qui a été noté dans six observations.

Ce tremblement revêtait un caractère intentionnel chez le petit malade de Mendel et chez celui d'Audry, et il affectait chez le malade de Blocq et Marinesco une ressemblance telle avec le tremblement parkinsonnien que le diagnostic de paralysie agitante hémilatérale fut posé par ces auteurs. Le tubercule dans ce dernier cas siégeait dans la calotte du pédoncule et bien qu'ayant détruit le locus niger n'avait pas entamé le pied du pédoncule. — Gowers, cité par L. Bruns, p. 194, a également observé l'hémitremblement chez un malade porteur de tubercule du pédoncule cérébral. C'était le cas également chez le malade d'Henoch et Grawitz.

L'ataxie des mouvements a été observée dans deux cas par Audry et par Krafft Ebing.

Il y avait ataxie du bras droit dans le cas d'Audry, la lésion était trop étendue pour qu'on puisse tirer quelque enseignement relatif aux localisations.

La malade de Krafft Ebing, présenta une ataxie prononcée

des extrémités gauches, cette ataxie était dans l'espèce attri-
buable à une lésion en foyer des voies de la calotte, ce phénomène a d'ailleurs été signalé par Butt et Kahler et Pick dans
les maladies de la calotte.

Signalons ici la *contracture simultanée des muscles du cou et
du tronc d'un seul côté* entraînant tout ce côté du corps dans
une position forcée. Heubner attribue cette contracture à l'altération de la calotte du côté opposé.

TROUBLES DE LA SENSIBILITÉ

L'**hémianesthésie** pédonculaire, comme l'hémiplégie, est croisée, c'est là un fait bien établi, et dans le cas de Lambroso,
l'hémi-anesthésie gauche a été causée par un tubercule du pédoncule droit. Il n'est pas fait mention du siège exact de la
tumeur, mais la paralysie motrice incomplète nous fait supposer que la tumeur siégeait dans la calotte et comprimait
simplement le pied du pédoncule.

Couty déclare que l'hémi-anesthésie méso-céphalique est
complète comme siège, ligne médiane face tronc, muqueuses,
les détails de l'observation sont insuffisants pour nous apprendre si dans l'espèce cette opinion était confirmée.

L'**anesthésie générale** signalée par Barthez et Sanné paraît
causée dans leur observation par la destruction complète de
la calotte.

Il semble y avoir eu DISSOCIATION DE LA SENSIBILITÉ chez
le malade d'Audry qui présentait une analgésie profonde avec
conservation de la sensibilité tactile.

L'**hémihyperalgésie** a été observée par Krafft Ebing, et
nous voyons dans ce cas la moitié correspondante de la face
participer au trouble de la sensibilité. Dans ce cas, un tubercule siégeait dans la calotte du côté de l'hémihyperalgésie, et
celle-ci a pu être produite par la simple compression des voies
sensitives du côté opposé.

Des **fourmillements** qui s'étendirent peu à peu à la moitié
droite du corps la face comprise, marquèrent le début de la

maladie dans l'observation de Ramey, plus tard le même côté du corps fut frappé de paralysie face comprise, le facial supérieur paraît avoir été intéressé dans ce cas, les plis frontaux étaient effacés, mais il n'est pas question de l'orbiculaire des paupières.

On constata une hémi-anesthésie transitoire de ce côté accompagnée d'affaiblissement de l'odorat du même côté, rien du côté de l'ouïe et du goût, ce qui ne vient pas précisément confirmer les conclusions de Couty.

La tumeur était située dans l'étage supérieur du pédoncule du côté opposé.

Dans le cas de Blocq et Marinesco il y avait du *fourmillement* localisé à la main gauche, le tubercule qui avait détruit le locus niger de Sœmmering avait refoulé en haut le ruban de Reil médian, en bas les éléments du pied, et de même que l'irritation de ces derniers détermina un tremblement parkinsonnien des membres du côté opposé, l'irritation du tractus sensitif nous explique le fourmillement.

Des *sensations douloureuses* ont été aussi signalées, elles siégeaient tantôt dans les membres inférieurs (Blocq et Marinesco), tantôt dans les bras (Ogle).

Dans la *sphère du trijumeau*, ont été signalés des symptômes douloureux, probablement en relation avec l'altération de la racine descendante de la V° paire, Heubner signale des douleurs dans la moitié droite de la mâchoire supérieure chez un enfant de deux ans à l'autopsie duquel on trouva un tubercule siégeant dans la calotte immédiatement au-dessous du tubercule quadrijumeau et ayant détruit la racine descendante du trijumeau du même côté que la douleur; ce qui fit penser à Heubner que des fibres de ce nerf ne s'entrecroiseraient pas et naissant sous la moitié antérieure des tubercules quadrijumeaux postérieurs se rendraient au nerf du même côté. Dans notre cas, la racine descendante était détruite des deux côtés, il ne fut pas observé de phénomènes douloureux.

L'*ouïe* est diminuée chez le malade de Greiwe, mais il y a trop peu de détails dans l'observation pour qu'on puisse s'y arrêter, il y avait destruction de la calotte d'un côté, la partie externe étant en partie respectée. — Il y avait dysacousie à gauche et vertige chez le malade de Mohr ; un tubercule siégeait dans le pédoncule du même côté.

L'*odorat* était diminué chez le malade de Ramey du côté opposé à l'altération de la calotte, et du même côté qu'une hémianesthésie transitoire.

Le *vertige* était gyratoire dans le cas de Krafft Ebing, il n'était pas accompagné de bourdonnements d'oreille, et était probablement dû à la lésion du pédoncule cérébelleux supérieur détruit dans ce cas.

Troubles vaso-moteurs et thermiques. — Des rougeurs passagères de la tête et du tronc sont signalées par Heubner chez un enfant âgé de 6 mois, l'autopsie ne permet aucune interprétation de ce symptôme.

La seule observation où ces troubles soient bien étudiés est celle de Ramey. La température est abaissée au niveau des membres paralysés, et le malade accuse une sensation permanente de froid dans le bras du même côté, ce bras d'ailleurs complètement paralysé est froid et de coloration rose carminée, la main est manifestement œdémateuse.

Dans ce cas, le tubercule siégeait dans l'étage supérieur du pédoncule du côté opposé au-dessus du locus niger de Sœmmering, les troubles vaso-moteurs semblent résulter comme le fait fut déjà signalé d'une lésion affectant les régions sensitives du pédoncule (il y avait en même temps des fourmillements du même côté du corps).

On sait que la lésion du locus niger a été accusée par certains auteurs de produire des troubles vaso-moteurs.

De sorte qu'ici, la température a été abaissée du côté opposé à la lésion, tandis que, comme le fait remarquer Couty, dans les hémiplégies d'origine hémisphérique les membres paralysés sont les plus chauds.

La tache méningitique était très marquée dans l'observation de X..., mais on trouve à l'autopsie une méningite tuberculeuse avancée, de sorte que ce phénomène vaso-moteur n'était pas à rattacher à la lésion pédonculaire.

Des **troubles de la parole** n'ont pas été fréquemment constatés. Le malade de Mohr présentait des troubles de la parole caractérisés par du balbutiement. Le tubercule siégeait, fait digne de remarque, dans le pédoncule cérébral gauche.

La parole est embarrassée chez le malade de Kœchlin, la lésion occupe le pédoncule cérébral droit.

Il y avait glossoplégie dans l'obs. X... Lésion du pédoncule cérébral droit.

Ross signale chez sa malade de la difficulté dans l'articulation des mots, or, on trouve à l'autopsie, un nodule tuberculeux de la dimension d'un gros pois situé à la partie interne du pied du pédoncule cérébral gauche. — Barthez et Sanné dans un cas de tubercule du pédoncule gauche et de la moitié du pédoncule droit, signalent un embarras de la parole sur lequel ils ne nous donnent aucun détail.

La **paralysie des sphincters** est mentionnée dans cinq observations (Ogle, Barthez et Sanné, Fleischmann cité par Steffen, Ross, Ramey). Cette paralysie s'est montrée au début de la maladie dans le cas d'Ogle, et plusieurs mois avant la mort dans ceux de Barthez et Sanné et de Ross ; dans l'observation de ce dernier, l'incontinence des urines précéda de deux mois celle des matières fécales.

Chez les malades de Fleischmann, de Ramey et de Ausset, le relâchement des sphincters n'est signalé que dans les derniers jours de la maladie.

MARCHE. — DURÉE. — TERMINAISON. — PRONOSTIC

L'*évolution* des tubercules des pédoncules cérébraux est essentiellement variable, tantôt les symptômes surviennent insidieusement et les membres du malade d'abord engourdis deviennent peu à peu inhabiles et finalement se paralysent ; tantôt au contraire, en pleine santé apparente, le malade a un ictus suivi d'accès convulsifs plus ou moins longs, à la suite desquels il reste dans le coma pendant des heures et même pendant des jours, il revient peu à peu à lui et on s'aperçoit alors qu'il est incapable d'ouvrir un œil, ou de mouvoir ses membres, la paralysie est constituée. Elle n'est souvent pas définitive et après avoir envahi plusieurs membres, elle se cantonne à un seul et on voit parfois le malade quitter l'hôpital et reprendre ses occupations. Mais à la suite d'accidents convulsifs répétés, on voit la paralysie s'étendre et s'installer définitivement.

D'autres fois, c'est à son réveil que le malade constate son impuissance à ouvrir un œil, à soulever les membres d'un côté.

Il y a enfin les formes foudroyantes, où l'enfant tombe dans le coma et meurt quelques jours après sans avoir repris connaissance, c'est la période aiguë que décrit Green, elle pourrait durer selon cet auteur de huit heures à dix-huit jours.

Une fois installés, les phénomènes paralytiques s'aggravent progressivement et bientôt le malade est confiné au lit. Dans la plupart des cas, les troubles moteurs ou sensitifs, d'abord cantonnés à un côté du corps et de la face envahissent l'autre côté, la langue est parfois complètement paralysée, et le malade se trouve bientôt dans l'impossibilité de s'alimenter. Les sphincters se paralysent, et le malade cachectisé, affaibli, meurt en délirant ou succombe au milieu d'un dernier accès convulsif. D'autres fois, c'est du fait de la méningite tuberculeuse ou d'une maladie intercurrente, la diphtérie par exemple, que le malade succombe

Les longues rémissions qui ont été parfois signalées au cours de l'évolution des tubercules cérébraux ne se retrouvent pas ici.

La *durée* apparente de la maladie — car nous ignorons la durée de la latence de ces tubercules — atteignit deux années dans le cas de Blocq et Marinesco. Dans la majorité des cas elle a été beaucoup plus courte, variant de quelques jours à quelques mois. Elle est, cela se conçoit, fonction du volume, de l'état et du siège du tubercule, fonction aussi des complications fréquentes : de la méningite tuberculeuse et de l'hydrocéphalie.

Le *pronostic* du fait même de l'impuissance dans laquelle nous nous trouvons vis-à-vis du mal est d'une extrême gravité. Il ne faudra pas compter sur la transformation calcaire ou l'encapsulement du tubercule dans une région aussi importante que celle des pédoncules, tout au plus peut-on compter que des tumeurs siégeant dans la substance noire, et de plus encapsulées comme dans l'observation de Blocq et Marinesco évolueront plus lentement que les autres — deux années dans l'espèce — mais le pronostic n'en sera pas moins fatal.

DIAGNOSTIC ET DIAGNOSTIC DIFFÉRENTIEL

Le diagnostic des tubercules pédonculaires est plus ou moins facile selon la période de leur évolution et selon l'intensité des symptômes qu'ils déterminent.

Il est bien certain que la difficulté de ce diagnostic, lorsque le malade ne présente que quelques symptômes obscurs et variables comme cela se voit au début, est bien plus considérable que lorsqu'on se trouve en présence de phénomènes bien marqués, des signes caractéristiques de la lésion en foyer.

Lorsqu'on se trouve en présence d'un malade porteur d'un tubercule des pédoncules cérébraux, il y a pour arriver au diagnostic trois problèmes à résoudre.

Y a-t-il tumeur? Où siège-t-elle? Quelle en est la nature?

Y a-t-il tumeur? — Quand la *céphalalgie,* les *vomissements* et les *convulsions* coexistent, dit Raymond, et qu'ils réalisent certains caractères, ils constituent une triade en présence de laquelle il faudra toujours soulever l'hypothèse d'une tumeur cérébrale. Si à ces trois symptômes viennent s'ajouter ceux que nous avons décrits plus haut, c'est-à-dire les vertiges, la somnolence, la stase papillaire et si enfin on constate des symptômes de lésions en foyer on pourra poser le diagnostic de tumeur cérébrale. Nous devons cependant ajouter que pour certains auteurs, *jamais* on ne peut poser ce diagnostic avec *certitude*.

En outre, le clinicien n'a pas toujours réuni les signes que nous venons d'énumérer, un ou plusieurs d'entre eux seulement se présentent, et c'est avec eux seuls que l'on devra compter. Voyons la valeur de ces différents signes, et apprenons chemin faisant à ne les point confondre avec les symptômes analogues des autres affections.

La CÉPHALÉE dont nous avons étudié plus haut les caractères d'intensité et de ténacité devra être différentiée de la *migraine*, de l'*hémicrânie permanente* dont la durée, ordinairement très longue, remonte parfois à plusieurs mois et même plusieurs années. La céphalée des *neurasthéniques* est différente, moins violente, on l'a comparée à une pesanteur, à un casque de plomb, qui péserait sur la tête du malade ; dans la *syphilis cérébrale* il y a des exacerbations nocturnes. La céphalée des *hystériques* est essentiellement variable comme l'hystérique lui-même, elle est ordinairement accompagnée d'hyperesthésie du cuir chevelu, les stigmates hystériques constatés aideront au diagnostic ; l'*encéphalopathie saturnine* est accompagnée de stigmates qui la font le plus souvent reconnaître (liséré gingival, paralysie radiale, dyschromatopsie), la profession du malade trahira l'origine du symptôme. On se défiera également des céphalées de l'*urémie*, de l'*anémie* ou de la *congestion cérébrale*.

Dans la majorité des cas, dit Oppenheim, l'examen du fond de l'œil, la constatation de la STASE PAPILLAIRE permettra d'éliminer toutes les affections précédentes (Byrom Bramwell aurait cependant décrit un cas de rétinite et œdème papillaire d'origine nettement hystérique et d'autre part la papille stasique peut se rencontrer dans l'encéphalopathie saturnine et l'*urémie*. Mais l'*urémie* est accompagnée parfois d'œdèmes, de troubles cardiaques et l'analyse des urines dénoncera souvent la néphrite. Sur 100 malades chez lesquels fut constatée la stase papillaire plus de 90 étaient atteints de tumeur cérébrale.

Quoique signe de grande valeur, la papille de stase peut se rencontrer dans l'*abcès du cerveau*, la *méningite*, l'*hydrocépha-lie*, la *pachyméningite hémorragique*, sauf dans l'hydrocéphalie, elle est relativement rare dans ces diverses maladies, elle y revêt en outre des caractères spéciaux qui permettent souvent de la différencier.

Les VOMISSEMENTS si caractéristiques ne seront pas confondus avec les vomissements de nature hystérique, mais on les rencontrera presque identiques dans l'hydrocéphalie.

Le *ralentissement du pouls* n'a pas une très grande valeur, il manque assez souvent et d'autre part se rencontre dans l'athé-rome cérébral et dans l'urémie. On peut au contraire rencontrer l'accélération du pouls.

Les CONVULSIONS sont un signe important qui rarement fait défaut, mais leur différenciation d'avec l'épilepsie essentielle n'est pas souvent possible. Dans le cas d'épilepsie jackson-nienne, on recherchera des traces de traumatisme crânien. Le diagnostic est parfois difficile à faire avec les convulsions de nature hystérique.

Les *vertiges* se rencontrent dans l'hydrocéphalie acquise chronique, et même s'ils présentent le caractère gyratoire, on pourra les confondre avec les vertiges d'origine auriculaire.

Pris séparément, ces symptômes, on le voit, ne sont pas suffisants pour permettre de faire le diagnostic de tumeur céré-brale, nous devons ajouter que, même associés, ils ne laissent pas bien souvent que d'embarrasser le médecin, la *méningite,* l'*urémie*, l'*encéphalopathie saturnine,* et surtout l'*hydrocéphalie* présentant très souvent un complexus symptomatique analogue.

Nous devons faire remarquer ici qu'il n'y a d'ailleurs rien d'étonnant à cela, les différentes affections que nous venons d'énumérer s'accompagnent (nous ne parlons pas naturelle-ment de l'hydrocéphalie) d'œdème cérébral souvent très abondant et nous ne voyons pas bien la différence qu'il y aurait entre les *phénomènes de compression* résultant de l'augmentation du liquide céphalo-rachidien dans l'urémie ou dans les tumeurs cérébrales, heureusement quelques signes particuliers, sur lesquels nous avons insisté plus haut, faciliteront dans certains cas le diagnostic. Mais pour l'*hydrocéphalie acquise chronique*, puisque il y a phénomènes de compression dans les cas de tumeurs cérébrales quand il y a hydrocéphalie, on conçoit qu'on ne puisse différencier cette dernière, secondaire à la tumeur, de l'hydrocéphalie acquise chronique. Pour Oppenheim ce diagnostic n'est presque jamais possible.

Il n'en est pas de même pour les *abcès du cerveau*, l'étiologie pourra ici nous éclairer, d'autre part la papille de stase est peu fréquente dans ce cas. Si les symptômes fébriles font défaut, comme cela peut arriver, la difficulté du diagnostic s'en accroît d'autant.

Les renseignements étiologiques mettront parfois sur la voie d'une *méningite aiguë* ou *chronique,* encore qu'on admette généralement que le diagnostic de la *méningite chronique de la base* d'avec les tumeurs de l'encéphale est impossible.

Les diverses *scléroses* encéphaliques pourront donner lieu à des symptômes analogues à ceux des tumeurs, mais les phénomènes dits de compression feront défaut.

La *démence paralytique* bien qu'ayant des signes propres a été parfois confondue avec des phénomènes dus aux tumeurs cérébrales.

Dans l'*hémorragie cérébrale,* le début est brusque, franc ; l'hémiplégie est plus complète — nous ferons remarquer néanmoins que si d'ordinaire les phénomènes paralytiques dus aux tumeurs s'installent lentement, insidieusement, il existe parmi les observations de tubercule pédonculaire rapportées plus haut, plusieurs exemples où le début de la paralysie fut en tout semblable à celui des paralysies post-hémorragiques. Toutefois les convulsions, ne sont pas la règle dans les attaques dues aux hémorragies, elles sont fréquentes dans les cas de tumeurs. D'Astros signale peu de cas où on les ait observées, et d'autre part tous ses malades atteints d'hémorragie pédonculaire avaient plus de 50 ans. Heureusement, la paralysie d'un ou plusieurs nerfs crâniens viendra témoigner en faveur de la tumeur.

Le *ramollissement cérébral aigu* se comportera comme l'hémorragie. Le diagnostic avec le *ramollissement cérébral chronique* est plus difficile. Cependant l'œdème papillaire y est rare, et la céphalée moins intense que dans les tumeurs.

L'âge des malades atteints de ramollissement pédonculaire est plus élevé que celui des malades porteurs de tubercules, il n'est pas moindre de 26 ans et atteignait dans le cas d'Oyon 78 ans. Dans le cas où le ramollissement sera dû à une embolie, l'affection mitrale concomitante, des troubles des autres viscères mettront sur la voie du diagnostic. Dans les autres cas, l'artério-sclérose sera recherchée, et avec elle les facteurs qui ont pu la produire (syphilis, alcoolisme, etc.)

Il ressort de tout ceci, que le diagnostic de tumeur cérébrale ne peut être posé avec certitude en s'appuyant sur les seuls signes de compression ; la méningite, l'encéphalopathie saturnine, l'urémie, et surtout l'hydrocéphalie acquise chronique peuvent présenter également tous ces signes. Mais grâce à quelques caractères que nous avons indiqués, quelques-unes de ces dernières affections, et les abcès, les hémorragies et les ramollissements pourront être parfois diagnostiqués d'avec une tumeur cérébrale.

Le diagnostic à peu près certain de cette dernière ne sera possible que par l'apparition des *signes de lésions en foyer*.

Symptômes de lésions en foyer. — La valeur de ces différents signes est bien différente, ainsi que nous allons le voir.

On sait en effet que l'*hémiplégie* pédonculaire diffère peu par ses caractères de l'hémiplégie d'origine cérébrale et d'autre part, les tremblements, hémichorées, et autres troubles moteurs de même ordre, résultant dans le pédoncule comme dans la capsule interne ou en tout autre point du tractus moteur d'une irritation ou d'une compression de ce tractus, les troubles qui en résultent seront en tous cas les mêmes. La *contracture permanente,* due ici comme ailleurs aux mêmes causes, se traduira de la même façon.

Selon Couty les membres paralysés sont chauds dans l'hémiplégie d'origine hémisphérique. Il sont froids dans les hémiplégies méso-céphaliques.

L'*ataxie* du mouvement ne saurait non plus être différenciée.

L'*hémianesthésie mésocéphalique* ne peut non plus à elle seule permettre de faire le diagnostic, tout au plus pourrait-on devant une hémianesthésie presque complète atteignant la face, le tronc, les membres et les muqueuses, le goût et l'odorat particulièrement (Couty), songer à l'altération du tractus sensitif en un point de son trajet où ses faisceaux sont réunis en un faible espace, dans l'isthme de l'encéphale par exemple.

Mais dans la presque totalité des cas le diagnostic serait impossible, — comme dans l'observation de Blocq et Marinesco où on fit le diagnostic de maladie de Parkinson, — si d'autres signes que nous allons étudier ne venaient préciser le siège de la lésion.

Les PARALYSIES OCULAIRES, lorsqu'elles existent seules, ne permettront pas toujours un diagnostic certain :

En face d'un *ptosis* isolé, on devra se demander s'il est *congénital* ou bien si on a affaire au *tabes,* au *diabète* (Charcot), à l'*urémie* (Raymond), à la *syphilis,* à l'*hystérie* ; ou bien la *blépharoptose* est-elle d'origine *hémisphérique* (Landouzy) ou d'origine *protubérantielle* (Coingt). Est-elle due à une lésion des *tubercules quadrijumeaux* ? (Steffen, Fleischmann, Begerhof).

En face d'une *paralysie* d'un ou plusieurs muscles oculaires il faudra aussi se demander si elle est *périphérique,* ou si c'est une paralysie *d'origine centrale.* Parinaud (*Soc. fr. d'ophtalmologie,* 1892) croit pouvoir distinguer cliniquement les paralysies périphériques de celles d'origine centrale en se fondant sur ce que dans ces dernières la paralysie atteint les muscles conjugués des yeux alors que dans celles périphériques le muscle associé de l'œil sain est en état de spasme. Nous ferons remarquer ici que dans certains cas de tumeurs pédonculaires, le noyau du droit interne peut être détruit d'un côté et la tumeur qui a détruit ce noyau peut par irritation de voisinage provoquer l'irritation du noyau voisin du droit interne du côté opposé, une contracture spasmodique de ce dernier muscle. Dans les cas de tumeur de l'orbite, on observera le plus souvent de l'exophtalmie.

RAVIART.7

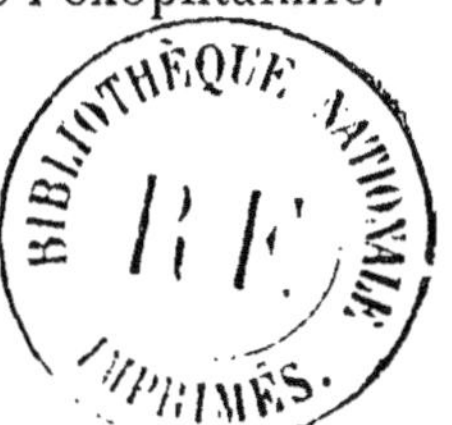

Toutefois on diagnostiquera une paralysie oculaire d'origine nucléaire lorsqu'on sera en présence d'une paralysie dissociée, cantonnée à un ou deux filets nerveux d'abord puis frappant successivement chacun des autres. Dans les lésions des tubercules quadrijumeaux postérieurs, il peut y avoir paralysie ou parésie de quelques rameaux de l'oculo-moteur commun. Une lésion bilatérale de certains rameaux analogues y fera penser surtout en l'absence de paralysie alterne des extrémités. Cette action bilatérale pourrait être observée dans les lésions unilatérales des tubercules quadrijumeaux (Grasset). Dans la polioencephalite supérieure chronique, la marche est graduelle et progressive, elle est souvent bilatérale, les autres nerfs crâniens se prennent, un « *élément spinal* » vient la compliquer (Raymond).

Ce que n'ont pu faire isolément ces différents symptômes, l'association de quelques-uns d'entre eux va le réaliser.

La paralysie oculaire coïncidant avec les troubles moteurs ou sensitifs va en quelque sorte marquer le point touché, la lésion siégeant au point d'intersection du nerf oculo-moteur et des tractus moteurs par exemple va produire un *syndrome alterne*. Nous en avons étudié les variétés plus haut, nous n'y reviendrons pas.

Nous dirons simplement que ce syndrome et une de ses variétés le syndrome de Weber (paralysie oculo-motrice d'un côté, hémiplégie des membres avec participation du facial inférieur et de l'hypoglosse du côté opposé) est le meilleur signe que nous possédions de la localisation pédonculaire de notre tumeur.

Et malheureusement ce signe n'est pas infaillible, la simple *compression de la région* pourra le produire, il pourra être dû à des *coïncidences symptomatiques*, l'*hystérie* enfin l'a simulé !

Ollivier cite un exemple d'abcès du lobe moyen du cerveau qui comprimait le tronc du moteur oculaire commun ; il en était résulté une hémiplégie droite et une paralysie de la 3° paire gauche.

Une observation semblable est publiée par J. Little.

Robin cite des observations d'Hirchberg dans lesquelles un tubercule de la moitié gauche du pont de Varole avait déterminé pendant la vie des malades une paralysie de l'oculo-moteur gauche avec hémiplégie droite et névrite optique double. (Robin rappelle dans ce cas qu'on peut faire intervenir pour expliquer ces faits, le rôle des actions réflexes et des excitations à distance que Jaccoud a bien mis en lumière.)

On trouve également dans Hammond un cas de tumeur ayant comprimé le pédoncule cérébral et donné naissance à une paralysie alterne.

Dans un cas de Fleischmann, où on avait fait le diagnostic de tumeur du pédoncule cérébral gauche en face d'une paralysie alterne supérieure bien caractérisée, on trouva à l'autopsie un ramollissement des tubercules quadrijumeaux gauches et à ce sujet l'auteur rappelle le mot de Bamberger: « *Que le diagnostic des tumeurs cérébrales à quelques . exceptions près ne peut être établi qu'hypothétiquement.* »

Les *tumeurs de la base du crâne*, si remarquablement étudiées par Raymond dans la troisième série de ses cliniques des maladies du système nerveux, peuvent également être cause de paralysie alterne, mais dans ce cas, quelques particularités mettent sur la voie du diagnostic. La situation superficielle de la voie motrice fait que celle-ci est la première exposée à subir le contre-coup de la compression exercée par les tumeurs de la base. D'autre part, celles-ci sont accompagnées de paralysie de plusieurs nerfs crâniens siégeant du même côté, enfin il peut y avoir une exophtalmie qu'on ne rencontre que très rarement dans les tubercules du pédoncule. Dans les lésions de la base du cerveau, la marche est très lente et il y a des symptomes d'irritation. Les deux pédoncules sont souvent intéressés.

D'autre part, des *lésions de sièges différents* pourront par une simple *coïncidence* donner naissance à une paralysie alterne.

Dans l'observation VIII de la thèse de Rendu, un foyer de ramollissement occupant la circonvolution marginale gauche et des exsudats nombreux comprimant le nerf moteur oculaire commun correspondant avaient produit une paralysie alterne de la 3ᵉ paire du côté gauche et des membres du côté droit.

Ces symptômes évoluèrent en douze jours, de sorte qu'on ne peut se baser ici sur la lenteur d'apparition des symptômes pour faire le diagnostic d'autant que dans certains cas de tubercules des pédoncules, l'évolution de la paralysie alterne fut bien plus lente que dans les phénomènes de compression. Toutefois dans la généralité des cas, les symptômes s'installent plus bruyamment et plus complètement dans les cas de tubercules pédonculaires. Perroud observa une paralysie alterne due à un ramollissement de l'hémisphère gauche et à un tubercule de l'orbite gauche.

L'Hystérie peut être simulatrice du syndrome de Weber (Charcot) mais dans ce cas, le ptosis est de nature spasmodique et dû à l'hémispasme facial ; quand la malade veut ouvrir l'œil, il y a de petites secousses convulsives. De plus l'abaissement du sourcil malade qui est au contraire relevé dans le ptosis paralytique, l'exagération de l'asymétrie quand on commande d'ouvrir les yeux, signes provoqués par l'hémispasme facial ; l'anesthésie de la cornée, l'évolution particulière de l'affection et l'existence des stigmates de l'hystérie permettront d'établir le diagnostic (Charcot).

On voit donc que le diagnostic n'est pas aisé, et de même qu'on n'est jamais sûr de l'existence d'une tumeur cérébrale, on n'a jamais la certitude que le pédoncule est occupé par la tumeur, celle-ci pouvant en effet siéger dans son voisinage et le comprimer. On pourra néanmoins, en utilisant les données que nous venons de fournir, arriver à un degré de probabilité dont il faudra se contenter.

Il y a donc tumeur, et celle-ci occupe les pédoncules cérébraux. Nous devons à présent nous demander QUELLE RÉGION DU PÉDONCULE EST SPÉCIALEMENT ATTEINTE.

Le SIÈGE de la lésion sera dans l'*étage supérieur* du pédoncule, lorsque la paralysie du moteur oculaire commun sera partielle et laissera intact un des groupes principaux de fibres nerveuses. A ce niveau en effet les radicules sont écar-

tées les unes des autres de façon qu'une lésion peut n'intéresser qu'une partie d'entre elles. La lésion sera localisée
dans l'*étage inférieur* du pédoncule où les fibres des muscles
extrinsèques et intrinsèques sont réunies, lorsque la paralysie
du moteur oculaire commun avec hémiplégie croisée sera
totale (Dufour, de Lausanne). Les symptômes et l'ordre d'atteinte des organes indiqueront l'endroit lésé et le siège du
foyer primaire.

Nous ajouterons avec Krafft Ebing qu'on sera autorisé à
localiser la tumeur dans *la calotte* lorsque la paralysie oculo-
motrice sera accompagnée d'une hémiataxie croisée.

Lorsqu'on se trouvera en présence de simples phénomènes
d'irritation des voies motrices et sensitives se traduisant par
un hémitremblement avec hémihyperesthésie par exemple, et
accompagnés d'une paralysie oculo-motrice plus ou moins
étendue il faudra songer à une lésion occupant la région du
locus niger et comprimant en bas le tractus moteur, en haut le
ruban de Reil médian, dans le pédoncule du côté opposé à
l'hémitremblement.

La lésion siégera dans le *cinquième interne du pied* lorsqu'on
aura une paralysie croisée du facial et de l'hypoglosse coïncidant avec une paralysie complète du moteur oculaire commun
du côté de la lésion.

Les *trois cinquièmes moyens du pied* seront seuls intéressés
lorsqu'une hémiplégie ne sera pas accompagnée de paralysie
du facial inférieur et de l'hypoglosse.

Dans le domaine des noyaux de la 3e paire, une paralysie
des deux droits internes (Gallois) sera due à une lésion siégeant à la partie médiane de la calotte, lésion ayant détruit les
deux noyaux voisins des filets du droit interne.

Enfin la lésion sera supérieure ou inférieure dans la calotte
selon qu'on aura paralysie des muscles intrinsèques ou des
muscles extrinsèques de l'œil.

D'une façon générale, on peut dire que le VOLUME de la
tumeur sera en rapport avec l'étendue des symptômes et que
l'apparition de phénomènes paralytiques du côté du corps

resté sain, annoncera l'envahissement par la tumeur du pédoncule cérébral jusque-là indemne.

Quelle est la nature de la tumeur? — Lorsque le sujet est jeune, et qu'on constate chez lui différentes lésions de nature tuberculeuse, ostéo-articulaires, ganglionnaires, auriculaires, pulmonaires; si on apprend qu'il est sujet à des bronchites répétées, s'il est chétif; si on constate des antécédents tuberculeux familiaux; la nature tuberculeuse de la tumeur sera probable, elle ne sera pas certaine, nous n'en voulons pour preuve que ce cas de Sutton où une tuberculose pulmonaire avait fait croire à la nature tuberculeuse de la tumeur pédonculaire, or on trouva à l'autopsie un gliome du pédoncule cérébral droit. La probabilité de la nature tuberculeuse est accrue d'autant que la tumeur siège dans le tronc cérébral, lieu de prédilection des tubercules; enfin l'apparition de phénomènes méningitiques ou de tuberculose généralisée viendra confirmer le diagnostic.

Bruns, dans son traité des tumeurs du système nerveux, classe celles-ci en deux catégories. Dans la première qui comprend les tumeurs diagnosticables on trouve les tumeurs de nature parasitaire (Cysticerques, Echinocoques), les anévrysmes et les gommes. Dans la deuxième qui comprend les tumeurs dont le diagnostic ne peut que rarement être fait, et est toujours incertain se trouvent le gliome et le sarcome. Le tubercule tiendrait le milieu entre ces deux catégories.

Les *cysticerques* dont l'évolution est souvent peu tapageuse sont fréquemment une trouvaille d'autopsie, néanmoins on en a vu siégeant dans le troisième ventricule et comprimant les pédoncules cérébraux.

On en trouvera en d'autres endroits du corps, sous la peau, dans les yeux, sous la langue par exemple. Il en est de même pour les *Echinocoques* qui peuvent siéger dans le foie, ou dans les muscles, la ponction de ces derniers tranchera la question.

Les *anévrysmes* déterminent des douleurs particulières, elles sont martelantes, et sont augmentées par l'effort de la défécation par exemple, la pression sanguine étant accrue dans ce dernier cas. Selon Bruns on entendrait à l'auscultation du crâne un souffle synchrone avec les battements du cœur.

Enfin les renseignements étiologiques : traumatisme, syphilis aideront au diagnostic.

On diagnostiquera une *gomme* lorsqu'on relevera la syphilis dans les antécédents du malade ou de ses ascendants, ou lorsqu'on constatera des accidents spécifiques d'une autre région chez le malade. Oppenheim a rencontré d'autres tumeurs, le sarcome notamment chez des malades syphilitiques.

Il faudra néanmoins tenir grand compte des moindres signes de spécificité, car leur importance au point de vue du traitement est considérable.

Le diagnostic du *sarcome* sera facilité par la présence de tumeurs métastatiques en d'autres régions.

Mais, répétons-le, le diagnostic du tubercule est très difficile à faire avec ces deux dernières variétés de tumeur.

TRAITEMENT

Dans le cas de tubercules du cerveau, le médecin est complètement désarmé. Mitivié écrivait en 1820 : « L'art ne peut dans cette circonstance que recourir à une méthode prophylactique, c'est-à-dire combattre le vice scrofuleux pour prévenir le développement des tubercules. » Nous devons encore aujourd'hui nous borner à cela. Une médication tonique et reconstituante sera instituée de façon à fournir à l'organisme tous les matériaux nécessaires à la lutte contre le bacille tuberculeux, on court alors cette chance presque illusoire que le tubercule encéphalique sera arrêté dans son développement et pourra peut-être subir un enkystement ou la crétification curatrice.

L'iodure de potassium prescrit pourra exercer sur le néoplasme une action résolutive (?); la révulsion à la nuque préconisée par Blé pourra être tentée. On pourra enfin user des purgatifs et révulsifs.

Le traitement spécifique devra dans tous les cas être institué, car on n'est jamais sûr de ne pas avoir affaire à une tumeur de nature syphilitique; on fera des frictions avec l'onguent napolitain, et on donnera l'iodure à la dose de 4 ou 5 grammes par jour.

Malheureusement dans la majorité des cas, c'est à un traitement palliatif qu'il faudra avoir recours, et on cherchera à calmer la céphalée quand elle existe. On aura recours aux injections de morphine ou aux nombreux analgésiques connus.

Tout ce qui pourra aggraver les douleurs, le bruit, la marche, les promenades en voiture, sera proscrit, on placera la tête du malade dans une position élevée.

On préservera le malade des vomissements en évitant les changements brusques de la position du corps, on évitera que le malade ait jamais la tête basse. Les boissons froides et la glace ne sont que rarement capables d'arrêter les vomissements. Le malade sera en outre mis à une diète légère.

Les convulsions, lorsqu'elles sont violentes, peuvent être arrêtées par la chloroformisation.

Nous devons maintenant dire quelques mots du traitement chirurgical, non pas qu'il puisse seulement en être question dans le traitement du tubercule pédonculaire lui-même, mais la trépanation suivie du drainage des ventricules latéraux, ou mieux la ponction lombaire nous semblent pouvoir être pratiquées avec succès dans le traitement d'une complication fréquente de la tumeur, nous voulons parler de l'hydrocéphalie. Cette dernière a été traitée par la trépanation suivie de drainage des ventricules (Keen, Bergmann, Mayo Robson, Thiriar, Broca, Phocas). Quincke et Audry se sont adressés à la voie rachidienne pour drainer le liquide céphalo-rachidien.

La mort suivit souvent de près l'intervention opératoire, mais celle-ci n'en est pas moins légitimée dans certains cas où les phénomènes de compression sont dominants. Même chez le malade voué par le fait même de l'évolution de la tumeur à une mort prochaine, la ponction lombaire faite à l'aide d'un trocart (on évitera d'aspirer, conseille Oppenheim) lui apportera un soulagement qu'il est toujours humain de procurer.

CONCLUSIONS

Les tubercules des pédoncules cérébraux, dont nous avons pu réunir *quarante-trois cas,* sont les tumeurs le plus fréquentes de la région. Le *jeune âge* est plus particulièrement frappé, et le *sexe masculin* prédomine chez les malades.

Le *volume* et le *siège* de ces tubercules varient. Leur *structure* est celle des tubercules en général.

A leur *centre,* le tissu nerveux est complètement détruit : il en résulte après un certain temps des dégénérescences secondaires.

A leur *périphérie,* le tissu néoplasique s'infiltre et dissocie plus qu'il ne comprime, de sorte que l'étendue des destructions nerveuses n'est pas en rapport avec le volume apparent de la tumeur. La substance nerveuse y est mélangée aux éléments embryonnaires, elle peut conserver plus ou moins complètement ses propriétés.

L'*hydrocéphalie,* la *méningite tuberculeuse,* la *tuberculose* des autres organes. accompagnent ou compliquent les tubercules des pédoncules cérébraux.

Aussi, leur *symptomatologie* est-elle complexe : ces tubercules donnent naissance à des symptômes communs aux différentes tumeurs intracrâniennes (phénomènes dits de compression) et à des troubles symptomatiques d'une lésion en foyer. Ces derniers, qui auraient fait défaut dans le cas de Gintrac, varient avec le siège du tubercule dans le pédoncule.

Ils constituent dans un grand nombre des cas, un *syndrome*

alterne supérieur, dont les éléments constitutifs sont très variables, comme on a pu le constater plus haut : *syndrome de Weber,* (paralysie de la 3ᵉ paire du côté de la lésion, paralysie des membres de l'hypoglosse et du facial inférieur du côté opposé), de *Benedikt,* (paralysie de la 3ᵉ paire du côté de la lésion, tremblement volontaire des membres de l'autre côté), etc.

La *marche* de l'affection varie presque avec chaque cas.

La *durée,* parfois très courte, n'a jamais dépassé deux ans.

Le *diagnostic de siège* n'est possible que lorsqu'on se trouve en présence d'un syndrome alterne supérieur, encore alors peut-on avoir affaire à une compression de voisinage, à une simple coïncidence de symptômes dus à la coexistence de lésions de siège différent, à l'hystérie.

Le *diagnostic de tubercule,* toujours douteux, s'appuiera sur la jeunesse du sujet, l'existence de tuberculose ailleurs,

BIBLIOGRAPHIE

1. ABERCROMBIE (J. — Mém. sur les tubercules qui se forment dans le cerveau. *J. gén. de méd., de chir. et de pharm.* Paris, 1830, t. CXI, p. 363.

2. — Des maladies de l'encéphale et de la moelle épinière, trad. A. Gendrin, 2ᵉ édit., 1835.

3. ADAMCKIEWICZ. — Xᵉ Congrès internat. des Sc. méd. à Berlin. *Sem. méd.*, 1890, p. 270.

4. — Ueber die Stauungspapille. *Neurol. Centralbl.*, 1893, p. 802.

4ᵇ. ALEZAIS et D'ASTROS. — Journ. de l'anat. et de la physiol. 1892.

5. ANDRAL. — Clinique méd. Paris, 1840, 4ᵉ éd., t. V, p. 326.

6. ANNUSKE. — Die Neuritis optica bei Tumor cerebri. *Graefe's Arch. f. Ophthalm.*, Bd. XIX, 3ᵉ partie, p. 165.

7. ARCHAMBAULT. — Paralysie complète du nerf moteur oculaire commun du côté droit. Hémiplégie incomplète à gauche. *Progrès méd.*, 1877, p. 717.

8. D'ASTROS (L.). — Pathologie du pédoncule cérébral. Les hémorragies, les ischémies et les ramollissements. Les localisations pédonculaires. *Revue de méd.*, 1894, janvier, p. 1 et février, p. 97.

9. AUDRY. — Étude sur les blépharoptoses pédonculaires et protubérantielles isolées ou combinées avec des paralysies partielles du moteur oculaire commun. *Lyon méd.*, 1888, n° 41, p. 181.

10. AUDRY et WEILL. — Tubercule de la protubérance et du pédoncule cérébral droit. *Lyon méd.*, 1888, n° 42, p. 217.

11. AUDRY. — *Progrès méd.*, 27 février 1892, p. 154.

12. AUSSET (E.). — Sur un cas d'ophtalmoplégie nucléaire progressive.

Bull. Soc. centrale de méd. du départ. du Nord, mai 1899 ;
Écho méd. du Nord, 1899.

13. Ausset et Raviart. — *Presse médicale*, n° 17, 28 février 1900.

14. Auvray. —[Les tumeurs cérébrales (Clinique et chirurgie). *Thèse*,
Paris, 1896.

15. Ayrolles. — Tuberculose de l'encéphale. *Progrès méd.* Paris, 1884.

16. Ball et Krishaber. — Art. Tumeurs cérébrales, in *Dict. encyclop.
des Sc. méd.*

17. Barthez et Rilliet. — Traité clinique et pratique des maladies des
enfants, 1854, t. III, p. 548.

18. Barthez et Sanné. — Hémiplégie alterne double. Tubercule de la
protubérance annulaire et des pédoncules cérébraux. Tuberculisation générale. *Gazette des hôp.*, 1869, p. 577.

19. Becquerel. — Tubercules cérébraux multiples. *Dissertation inaug.*,
1840.

20. Bell. — Tubercule du pédoncule cérébral droit. Obs. VIII, in *Thèse*
de Soufflet.

21. Bergmann. — Ophtalmoplégies. *Thèse*, Berlin, 1891-92.

22. Bernhardt. — *Thèse*, Berlin, 1881. Beiträge zur Symptomatologie
und Diagnostik der Hirngeschwulste.

23. Bernhardt et Hale White. — Statistique de 580 cas de tumeurs cérébrales. *Guy's Hospital Report*, 1886 et suiv.

24. Bidon (H.). — Essai sur l'hémichorée symptomatique des maladies
de l'encéphale. *Revue de méd.*, 1886, p. 667.

25. Binswanger. — A propos de la physiologie du pédoncule cérébelleux supérieur. *Société de psychiatrie et mal. nerv. de Berlin*,
8 mai 1882.

26. Blanc (Henry). — Le nerf moteur oculaire commun et ses paralysies.
Arch. de méd., 1887 ; *Thèse*, Paris, 1885-86.

27. Blé. — Sur la révulsion à la nuque dans les affections chroniques du
cerveau et de ses enveloppes. *Thèse*, Paris, 1881, n° 336.

28. Blocq (P.) et Marinesco. — Sur un cas de tremblement parkinsonnien hémiplégique symptomatique d'une tumeur du pédoncule
cérébral. *Société de biol.*. séance du 27 mai 1893.

28ᵇ. Bonnefin. — Paralysie alterne double. Tubercule. Cité par Gubler (72).

29. Bourneville. — Leçons sur les maladies du système nerveux.

30. Bouveret (L.) et Chapotot. — Diplopie monoculaire dans un cas de
tubercule des pédoncules cérébraux. *Revue de méd.*, septembre
1892, p. 728.

31. Brissaud (E.). — Recherches anatomo-pathologiques et physiologiques sur la contracture permanente des hémiplégiques. *Thèse,* Paris, 1880.

32. Brissaud. — Tumeurs cérébrales. *Traité de médecine Charcot-Bouchard,* t. VI, 1893.

33. Bristowe. — Tubercule des tubercules quadrijumeaux, paralysie des deux moteurs oculaires communs, etc. *Brain,* 1883, *vol.* VI, p. 167.

34. Broca. — *Revue de chir.,* janvier 1891.

35ª. Brunnicke. — Lésion du pédoncule cérébral. *Hosp. Tid.,* 1874, XIX.

35ᵇ. Bruns (L.). — Die Geschwulste des Nervensystems. *Eine klinische Studie.* Berlin, 1897. S. Karger Charite'strasse, 3.

35ᶜ. — Tubercule géant intéressant le pédoncule cérébral, in Bruns (35ᵇ).

36. Byrom-Bramwell. — Rétinite et œdème papillaire chez une hystérique. *Edinb. med. Journ.,* mai 1887. An. in *Revue des Sc. méd.,* XXX, p. 518.

37. — Intracranial tumours. London, 1888.

38. — Traité, 1889.

39. Callender. — Lésion du pédoncule cérébral. *S. Barthol. Hosp. Rep.,* III.

40. Candelle. — Observations pour servir à l'histoire des tubercules de l'encéphale. *Thèse,* Paris, 1871, n° 121. Observ. VII, p. 32.

40ᵇ. Causit. — Tubercule du pédoncule cérébral. *Bull. Soc. anat.,* 1866.

41. Charcot (J.-B.) et Souques. — Localisation des tubercules dans la région paracentrale. *Société anat.,* 10 mai 1891, p. 274.

42. Charcot. — Hystérie simulatrice du syndrome de Weber. *Archives de neurol.,* mai 1891.

43. — Leçons sur les localisations dans les maladies du cerveau.

44. Chust. — Sur les ophtalmoplégies. *Thèse,* Basel, 1890.

45. Coingt. — Contribution à l'étude des symptômes oculaires dans les maladies du système nerveux. *Thèse,* Paris, 1878.

46. Constant (T.). — Obs. et réfl. pour servir à l'hist. des tuberc. de l'encéphale chez les enfants. *Gazette méd. de Paris,* 1836, p. 481.

47. Cornil et Ranvier. — Histologie pathologique.

48. Debove et Achard. — Traité de médecine, t. III. Aviragnet, Darier, Parmentier.

49. Déjérine. — Sur l'origine corticale et le trajet intracérébral des fibres de l'étage inférieur ou pied du pédoncule cérébral, 1894-6.

50.　　—　　Anatomie du système nerveux, 1895.

51.　　—　　C. R. Soc. biol., 1895.

52. DESPINE et PICOT. — Maladies de l'enfance.

53. DUCHENNE. — Électrisation localisée. Paris, 1861, 2e éd., p. 376, cité par Nothnagel.

54. DUFOUR (A.), de Lausanne. — Les paralysies nucléaires des muscles des yeux. *Annales d'oculistique*, 1890, p. 97.

55. FERRIER (D.). — Tumeurs intracrâniennes. *British med. Journal*, 8 octobre 1898.

56. FLEISCHMANN (L.). — Ein Fall von Gehirnstiellaesion durch einen Tuberkelknoten im linken Sehhügel. *Wiener med. Woch.*, 1871.

57.　　—　　Tubercules de la protubérance et du pédoncule cérébral droit. Obs. VI, obs. XII, in *Jahrb. f. Kinderkrank.*, 1869, p. 101, cité par Steffen.

58.　　—　　Ein Fall von Gehirnstiellaesion durch einen tuberkelknoten im linken Sehhügel. *Wiener med. Woch.*, 1871, p. 191.

59. FREUND. — Paralysie alterne pédonculaire. *Wiener med. Woch.*, 1856, cité par Charcot, *Arch. de neurol.*, 1891, p. 324.

60. GALLOIS. — Tuberculose cérébrale chez un enfant de 6 mois. *Soc. des Sc. méd. de Lyon*, février 1896. *Lyon méd.*, 1896, p. 372.

61.　　—　　Tuberculose cérébrale (tubercule solitaire des pédoncules cérébraux. *Soc. des Sc. méd., Lyon méd.*, 1897.

62. GARNIER. — Tubercules dans la couche optique et le pédoncule cérébral droit. *Bulletins de la Soc. anat.*, 1856, p. 327.

63. GENDRIN. — *Ann. cercl. méd.*, 1823.

63b. GENDRIN. — Médecine pratique, 1838.

64. GIBSON. — Forms of cerebral tubercle. *Internat. Clin. Phila*, 1893.

65. GINTRAC. — Traité théorique et pratique des maladies de l'appareil nerveux. Paris, 1869-1871, 4 vol.

66. GOWERS. — Tuberkel des Grosshirnscheukels. *Lehrbuch*, n° 2, 1893 (Hémitremblement parkinsonnien), cité par Bruns (L.). Voir 35b, p. 194.

67. GRANCHER, COMBY, MARFAN. — Traité des maladies de l'enfance.

68. GRASSET. — Des localisations dans les maladies cérébrales.

69. GRASSET et RAUZIER. — Traité pratique des maladies du système nerveux, t. I, p. 412, 1894, 4e édition.

70. Green (P.-H.). — Observ. sur les tub. du cerv. chez les enfants. *Gaz.* *méd.* Paris, 1843, p. 27 ; *Med. ch. Tr.* London, 1842, t. XXV, p. 192.

71. Greiwe (J.-E.). — Ein solitärer tuberkel im rechten Grosshirnschenkel. Mit degeneration der schleife. *Neurol. Centralbl.,* XIII, 1894, nos 4 et 5. An. Lamy, in *Revue neurol.,* 1894.

72. Gubler. — Mémoire sur la paralysie alterne. *Gazette hebdom.,* 1859.

73. — Ramollissement du pédoncule cérébral (paralysie de l'orbiculaire des paupières). *Gazette hebdom.,* 1859, n° 6.

74. Guinon (G.). — Maladies des pédoncules cérébraux. *Traité de médecine Charcot-Bouchard,* t. VI, 1894.

75. Hammond. — Treatise ou diseases of the nervous system (tumeur comprimant le pédoncule cérébral). New-York, 1873, 3e édition, p. 304.

76. Hénoch. — Zwei fälle von Solitärtuberculose des Gehirn. *Deutsche med. Woch.,* 1883.

76b. Henoch et Grawitz. — Zwei fälle von Solitärtuberculose des Gehirn. *Deutsche medizi. Woch,* 1883, p. 300.

77. — Tuberkel des Gehirns. *Charite Ann.* Berlin, 1884, p. 599.

78. — Lehrbuch der Kinderkrankheiten (Hirntuberculose).

79. Hensen et Woelckers. — *Graefe's Arch. für Ophtalmologia,* 1878.

80. Hérard. — Tubercule du pédoncule cérébral gauche. Paralysie partielle de la troisième paire gauche. Hémiplégie droite. *Bull. Soc. anat.* Paris, 1846, p. 72.

81. Héry (F.). — Contribution à l'étude des tubercules de la protubérance. *Thèse,* Paris, 20 avril 1899, n° 300.

83. Heubner. — Drei Fälle von Tuberkelgeschwulsten im Mittel und Nachhirn. Obs. II, obs. III. *Arch. f. Psychiatrie,* Bd. XII, 3, 1882.

84. Hirchberg (F.). — Des troubles visuels par tumeurs cérébrales. *Neurol. Centralbl.,* 1891, p. 449.

85. Jouanolou. — Du ptosis et de ses différentes formes. *Thèse,* Paris, 1873, n° 408.

86. Kahler et Pick. — *Arch. für Psych.,* vol. X, t. II, et *Prager Zeitschrift für Heilkunde,* 1881.

87. Keen. — Congrès de Berlin. *Lancet,* 13 sept. et *Med. News,* 20 septembre 1890.

88. Knappe (C.). — Zur Statistik der Tuberculose der Hirnsubstanz. Berlin, 1877.

89. Koechlin. — Sur quelques cas de tubercules de l'encéphale chez les enfants. *Thèse,* Paris, 1858, no 41, obs. IV.

90. v. Krafft-Ebing. — Eine diagnose auf Tumor in der Grosshirn-schenkelhaubenbahn. *Wiener kl. Woch.,* 21 november 1889.

91. Kuhn (J.-A.). — De casu rariore tuberculosis encephali. *Berolini,* 1862.

92. Kuttner. — Zur casuistik der hirntumoren. *Berl. klin. Woch.,* 1882, no 37.

93. Lacour (R.). — De l'hémiplégie pédonculaire avec paralysie alterne du moteur oculaire commun. *Revue internat. méd. et chir. prat.* 1895, p. 165.

94. Ladame. — Sympt. und Diagnostik der Hirngeschwulste. Wurzburg, 1865. Stahel, in-8.

95. Lambroso. — Observation d'un cas de tumeur occupant le pédoncule cérébral droit (*Morgagni,*, I, II, 1864). *An. Gaz. méd. de Paris,* 1866, p. 133.

96. Landouzy. — De la blépharoptose cérébrale. Paralysie dissociée de la troisième paire. *Archives gén. de méd.,* 1877, p. 145.

97. Lancereaux. — Traité d'anatomie pathologique, t. III, p. 604.

98. Larcher (Joseph-François). — Considérations sur le développement des tubercules dans les centres nerveux. *Thèse,* Paris, 29 août 1832, no 238.

99. Lépine. — De la localisation dans les maladies cérébrales. *Thèse d'agrégation de Paris,* 1875.

100. Levaditi (C.). — Un cas de tubercule de la protubérance. *Revue neurologique,* 1899.

101. Léveillé (J.-H.). — Recherches sur les tubercules du cerveau. *Thèse,* Paris, 1824, no 2.

102. Levison. — Ophtalmoplégies. *Thèse,* Bonn, 1891-92,

103. Leyden. — Mal. du syst. nerveux, trad. franç., p. 635.

104. Little (J.). — Paralysie alterne due à la compression du pédoncule par un abcès d'une région avoisinante. *The Dublin Journal of med. Sc.,* oct. 1876, p. 344.

105. Long (Ed.). — Les voies centrales de la sensibilité générale. Étude anatomo-clinique. *Thèse,* Paris, 1899.

106. Luys. — Encéphale, 1883, III, p. 517.

107. Mahaim. — *Acad. roy. de Belgique,* 1894. *Arch. f. Psychiatrie,* Bd. XXV.

108. Marotte. — Paralysie alterne pédonculaire. *Union médicale,* 1853, cité par Charcot, *Arch. de neurol.,* 1891, p. 324.

109. Mathieu (A.). — Tumeur du pédoncule cérébral droit. *Progrès méd.* Paris, 1882, p. 186.

110. Mayo-Robson. — *Assoc. med. Britan.*, 1890.

111. Mendel. — Dégénérescence grise du pédoncule cérébelleux supérieur. *Neurologisches Centralblatt,* 1882.

112. —   Tuberkel im Hĩrnschenkel. Demonstration in der med. Gesellschaft zu Berlin. *Berlin. klin. Woch.*, 1885, n. 29.

113. — Merklen et Beaujard. — Tumeur pédonculaire tuberculeuse. *Bull. de la Soc. anat.*, 73, décembre 1898, p. 735.

114. — Meyer (L.). — Die tuberculose in der Gehirnsubstanz. *Arch. f. pathol. anat. und physiol.*, 1864, t. XXX, p. 22.

115. Mingazzini. — Labor. de l'Université de Rome, 1894.

116. Mitivié (J.-E.-F.). — Observations et réflexions pour servir à l'histoire de l'hydrocéphalie aiguë chez les enfants. *Thèse,* Paris, 1820, n° 258.

117. Mohr. — Diss. inaugurale. Würzburg, 1833 (cité par Friedreich. Beiträge zur Lehre von den Geschwulsten innerhalb der Schädelhöhle. Würzburg, 1853), rapportée par Nothnagel (voir n° 120).

118. Mauthner. — Études ophtalmologiques.

119. Nothnagel. — Topische Diagnostik der Gehirnkrankheiten. Berlin, 1879.

120. —   Traité clinique du diagnostic des maladies de l'encéphale, 1885. Traduit et annoté par P. Kéraval.

121. —   Paralysies oculo-motrices dues aux lésions des tubercules quadrijumeaux. *Brain,* 1889, t. XII, p. 21, et *Wien. med. Presse,* 1889, n° 3, p. 89.

122. Ogle (J.-W.). — Scrofulous Deposit occupying the right optic Thalamus and the right Crus Cerebri. *Transactions of the Pathological Society of London,*, 1853, vol. IV, p. 23.

123. Ollivier. — Abcès du lobe moyen du cerveau ayant causé une paralysie alterne. *Société de biol.*, 1869.

124. Oppenheim (M.). — Lehrbuch der Nervenkrankheiten. Berlin, 1894.

125. Oppenheim. — Geschwulste des Gehirnes (Nothnagel. Specielle pathologie und therapie, IX band, 2, 1891.

—   Contribution à la pathologie des tumeurs cérébrales. *Arch. f. Psych.*, XXI, 2-3 ; XXII, 1.

126. Paget. — Tumeur du pédoncule. Paralysie alterne. *Med. Times,* 1855.

127. Panas. — Traité des maladies des yeux, 1894.

128. Paquet. — Tubercule des pédoncules cérébraux. *Bull. de Soc. anat.* Paris, 1864, p. 289.

129. Parinaud. — Note sur la paralysie dissociée de la troisième paire dans la syphilis cérébrale. *Soc. de biol.*, 7 février 1880.

130. — Étude sur l'étiologie et la pathogénie du strabisme. *Ann. d'oculistique*, 1892.

131. — Paralysies périphériques et paralysies d'origine centrale des muscles de l'œil. *Soc. fr. d'ophtalmologie*, 1892.

132. Parrot. — Tumeurs strumeuses de l'encéphale. *Arch. de physiol.*, 1870.

133. Peitavy. — Contribution à l'étude des tumeurs cérébrales (Sympt. Diagn. Trait.). *Thèse*, Paris, 1893.

134. Perroud. — Paralysie alterne. *Lyon médical*, n° 22, 1874.

135. Phocas. — *Revue des mal. de l'enfance*, février 1892.

136. Putawski. — Ein Fall von Tuberculum solitare im rechten Hirnschenkel. *Gazeta lekarska*, 1894, n. 24. Polnisch.

137. Quénu. — Tubercules du cerveau, de la protubérance et du bulbe. Paralysie du moteur oculaire externe. *Bull. de la Soc. anat.*, 1878, p. 314.

138. Quincke. — Congrès allemand de médecine interne. An. in *Arch. de neurologie*, juillet 1892, p. 133.

139. Ramey. — Sur un cas de paralysie alterne d'origine pédonculaire. *Revue de méd.*, 1885, p. 489.

140. Raymond. — Clinique des maladies du système nerveux, 3ª série. Paris, O. Doin, 1898.

141. Rendu (H.). — Recherches cliniques et anatomiques sur les paralysies liées à la méningite tuberculeuse. *Thèse*, Paris, 1873, n° 450. Obs. VIII, p. 100.

142. Ricoux. — Des hémitremblements prae et post paralytiques. *Thèse*, Nancy, 1882, n° 157.

143. Ritt (J.). — Ueber localdiagnose der Tumoren im Pedunculus cerebri. Iéna, 1880. Hermsdorf, 26 p., in-8.

144. Robin (A.). — Des troubles oculaires dans les maladies de l'encéphale. *Thèse d'agrégation*. Paris, 1880. J.-B. Baillière et fils, 603 pages.

145. Rosenthal. — Paralysie alterne pédonculaire. *Oestr. med. Jahrb.*, 1870, cité par Charcot, *Archiv. de neurol.*, 1891, p. 324.

146. Rosiers. — Ophtalmoplégies. *Thèse*, Bordeaux, 1891-92, n° 29.

147. Ross (James). — A case of multiple tubercular tumours (... in the left crus cerebri...) *Brain*, vol. VII, p. 5o1, 1884-85.
148. Rühle. — Lésion du pédoncule cérébral. *Greifswalder. med. Beiträge*, I, S, 59.
149. Schlesinger. — Ophtalmoplégies. *Thèse*, Berlin, 1892-93.
15o. — Stauungspapille bei Tumoren des Hirnstammes. *Neurol. Centralblatt*, 1896.
151. Seidl (A.). — Beitrag. zur Statistik und Casuistik des Gehirntuberkel bei Kindern. *Münchener medizinische abhand.* Zweite Reihe, 4. Heft. 19. München, 1891. J.-F. Lehmann, 39 pages.
152. Sharkey (J.). — Tumour of Pons and left crus cerebri. *Brain*, Summer, 1894.
153. Simon. — Ophtalmoplégies. *Thèse*, Greifswald, 1895-96.
154. Soufflet. — Essai sur les tubercules du cerveau. *Thèse*, Paris, 1856, n° 265.
155. Starr. — *Journal of nerv. and mental dis.* July 1884.
156. — Brain surgery, 1893.
157. — Brain tumours in childhood, etc. *Med. News*, 1886, liv. XXIX.
158. Steffen (A.). — Zur Casuistik der Hirntumoren im Kindlichen Alter. *Berlin. kl. Woch.*, 1867, t. IV, p. 265.
159. Steffen. — Geschwulste œrtliche symptome. *Handb. der Kinderk.*, 1880.
16o. Sturm (C.). — Ueber Gehirntuberculose. Wurzburg, 1885. Becker, 48 pages.
161. Sutton. — Gliome du pédoncule cérébral droit et tuberculose pulmonaire. *Brit. med. Journ.*, 1870.
162. Thiriar. — In Mém. de Broca.
163. Tollemer. — Ophtalmoplégies. *Thèse*, Paris, 1893-94, n° 191.
164. Tomaszewski (V.). — Zur pathologie des Grosshirnschenkel. Breslau, 1881, in-8, 1 m.
165. Turk. — Compression du chiasma optique par suite d'une forte distension du troisième ventricule. *Zeitschrift d. Gesellschaft d. Aerzte.* Wien, II, p. 299, 1853.
166. Van Gehuchten. — Anatomie du système nerveux, 1897.
167. Weber. — A contribution to the Pathology of the crura cerebri. *Medico chirurg. Transactions*, vol. XLVI, 1863, p. 121.
168. Weinstein. — Zur Casuistik der Hirntumoren. *Wiener med. Presse*, 1882, p. 955, 1020, 1128.

169. WERNICKE. — Lehrbuch der Gehirnkrankheiten. Cassel, 1881.
170. WHITT (Robert). — Traité des maladies nerveuses.
171. X... — Tumeur du pédoncule cérébral. *Med. Times and Gaz.*, 17 janvier 1880. An. H. d'Olier. *Arch. de neurol.*, p. 307, n° 2, 1880.

I. — Anatomie. Physiologie. Anatomie pathologique.

Hensen et Woelckers, 1878 (79). — Brissaud, 1880 (31). — Kahler et Pick, 1881 (86). — Cornil et Ranvier, 1881 (47). — Binswanger, 1882 (25). — Mendel, 1882 (111). — Mauthner (118). — Alezais et d'Astros, 1892 (4ʰ). — Mahaim, 1894 (107). — Mingazzini, 1894 (115). — Déjérine, 1894 (49). — Déjérine, 1895 (50). — Déjérine, 1895 (51). — Van Gehuchten, 1897 (166). — Long Ed., 1899 (105). — Levaditi, 1899 (100). — Lancereaux (97).

II. — Étiologie.

A. Steffen, 1867 (158). — Knapp, 1877 (88). — Weinstein, 1882 (168). — Starr, 1884 (155). — Starr, 1886 (157). — Seidl, 1891 (151). — Charcot et Souques, 1891 (41). — Starr, 1893 (156).

III. — Symptomatologie.

Mitivié, 1820 (116). — Gubler, 1859 (72). — Ladame, 1865 (94). — Lépine, 1875 (99). — Steffen, 1880 (159). — Ricoux, 1882 (146). — Bidon, 1886 (24). — Adamkiewicz, 1890 (3). — Lévison, 1891 (102). — Oppenheim, 1891 (125). — D'Astros, 1894 (8). — Grasset et Rauzier, 1894 (69). — Guinon, 1894 (74). - Raymond, 1898 (140). — Charcot (43). Lacour, 1895 (93).

IV. — Troubles oculaires d'origine cérébrale.

Turck, 1853 (165). — Jouanolou, 1873 (85). — Landouzy, 1877 (96). — Coingt, 1878 (45). — Parinaud, 1880 (194). — Robin, 1880 (144). — Blanc, 1887 (26). — Audry, 1888 (9). — Nothnagel, 1889 (121). — Dufour de Lausanne, 1890 (54). — Chust, 1890 (44). — Bergmann, 1891 (21). — Hirchberg, 1891 (84). — Rosier, 1891 (146). — Parinaud, 189 (130). — Parinaud, 1892 (131). — Schlesinger, 1892 (149). — Adamkiewicz, 1893 (4). — Tollemer, 1893 (163). — Panas, 1894 (127). — Simon, 1895 (153). — Schlesinger, 1893 (150). — Annuske (6).

V. — Diagnostic.

Ladame, 1865 (94). — Ollivier, 1869 (123). — Sutton, 1870 (161). —

Fleischmann, 1871 (58). — Hammond, 1873 (75). — Rendu, 1873 (141). — Little, 1876 (104). — Nothnagel, 1879 (119). — Bristowe, 1883 (33). — Nothnagel, 1885 (120). — Byrom-Bramwell, 1887 (36). — Nothnagel, 1889 (121). — Charcot, 1891 (42). — Oppenheim, 1891 (125). — Grasset et Rauzier, 1894 (69). — Raymond, 1898 (140). — Debove et Achard (48).

VI. — **Tumeurs cérébrales en général. Tubercules.**

Mitivié, 1820 (116). — Gendrin, 1823 (63). — Léveillé, 1824 (101). — Abercrombie, 1830 (1). — Larcher, 1832 (98). — Abercrombie, 1835 (2). — Constant, 1836 (46). — Andral, 1840 (5). — Becquerel, 1840 (19). — Green, 1843 (70). — Soufflet, 1856 (154). — Kœchlin, 1858 (89). — Kuhn, 1862 (91). — Meyer, 1864 (114). — Ladame, 1865 (94). — Candelle, 1871 (40). — Hammond, 1873 (75). — Lépine, 1875 (99). — Knapp, 1877 (88). — Nothnagel, 1879 (119). — Bernhardt, 1881 (22). — Wernicke, 1881 (169). — Kuttner, 1882 (92). — Hénoch, 1883 (76). — Ayrolles, 1884 (15). — Hénoch, 1884 (77). — Nothnagel, 1885 (120). — Sturm, 1885 (160). — Bernhardt et Hale White, 1886 (23). — Byrom-Bramwell, 1888 (37). — Byrom-Bramwell, 1889 (38). — Brissaud, 1893 (32). — Gibson, 1893 (64). — Peitavy, 1893 (133). — Oppenheim, 1894 (124). — Auvray, 1896 (14). — Grancher, Comby, Marfan, 1898 (67). — Ferrier, 1898 (55). — Raymond, 1898 (140). — Héry, 1899 (81). — Ball et Krishaber (16). — Bourneville (29). — Despine et Picot (52). — Hénoch (78). — Leyden (103).

VII. — **Pathologie des pédoncules cérébraux.**

Mohr, 1833 (117). — Hérard, 1846 (80). — Ogle, 1853 (112). — Marotte, 1853 (108). — Paget, 1855 (121). — Bell, 1856 (20). — Freund, 1856 (59). — Garnier, 1856 (62). — Kœchlin, 1858 (89). — Gubler, 1859 (73). — Bonnefin, 1859 (28b). — Duchenne, 1861 (53). — Weber, 1863 (167). — Paquet, 1864 (128). — Causit 1866 (40b). — Lambroso, 1866 (95). — Gintrac, 1869 (65). — Barthez et Sanné, 1869 (18). — Fleischmann, 1869 (57). — Parrot, 1870 (132). — Sutton, 1870 (161). — Rosenthal, 1870 (145). — Candelle, 1871 (40). — Fleischmann, 1871 (56). — Perroud, 1874 (134). — Brunnicke, 1874 (35). — Archambault, 1877 (7). — Quénu, 1878 (137). — Ritt, 1880 (143). — X..., *Med. Times,* 1880 (171). — Tomaszewski, 1881 (164). — Heubner, 1882 (83). — Mathieu, 1882 (109). — Hénoch et Gravitz, 1883 (76b) Ross, 1884-85 (147) — Mendel, 1885 (112). — Ramey, 1885 (139). — Audry, Weil, 1888 (10). — Krafft Ebing, 1889 (90). — Oppenheim, 1891 (125). — Bouveret et Chapotot, 1892 (30). — Blocq et Marinesco, 1893 (28). — Gowers, 1893

(66). — Greiwe, 1894 (71). — Sharkey, 1894 (152). — Bruns L., 1895 (35ᵇ-35ᶜ). — Lacour, 1895 (93). — Gallois, 1896 (60). — Gallois, 1897 (61). — Merklen et Baujard, 1898 (113). — Ausset, 1899 (12). — Ausset et Raviart, 1900 (13). — Callender (39). — Ruhle (148).

VIII. — **Traitement.**

Keen, 1890 (87). — Mayo Robson, 1890 (110). — Broca, 1891 (34). — Oppenheim, 1891 (125). — Phocas, 1892 (135). — Quineke, 1892 (138). — Blé, 1893 (27). — Thiriar (162).